沪上中医名家养生保健指南丛书

总主编 施杞　执行总主编 李其忠　黄琴峰

主编　王育群

执行主编　张玮

常见肝胆疾病的中医预防和护养

上海市老教授协会
上海中医药大学老教授协会　编著

复旦大学出版社

弘揚名家養生之道

服務人民健康事業

賀《沪上中医名家养生保健指南丛书》出版

陈凯先 二〇一三年 九月

發揚中華文明精髓

發展中國特色養生

賀《沪上中医名家养生保健指南丛书》出版

汤钊猷

二〇一三年
九月

健康来自科学的生活方式

复旦大学上海医学院内科学教授 杨秉辉

2013.9.

常见肝胆疾病的中医预防和护养
编委会

主　　编　王育群

执行主编　张　玮

编　　委　（按姓氏拼音排序）

蔡国芳　　陈云飞　　杜慧慧　　纪翠霞

李青梅　　李　莹　　刘一博　　秦书敏

王　磊　　王俐琼　　王　妍　　王　奕

王雨秾　　王育群　　邢练军　　姚　旭

岳维芸　　张　波　　张海燕　　张　玮

周希祯

Foreword
序 1

　　"人民身体健康是全面建成小康社会的重要内涵,是每一个人成长和实现幸福生活的重要基础。"这是习近平总书记在会见全国体育界先进代表时的讲话,说明健康对个人和社会的重要性。

　　《沪上中医名家养生保健指南丛书》是上海市老教授协会和上海中医药大学老教授协会经过协商、策划而编著的一套系列丛书,本丛书的出版得到了李从恺先生的大力支持。本丛书的总编施杞教授曾多次获得国家级、上海市科技进步奖,也曾获得"上海市劳动模范"、"上海市教书育人楷模"等荣誉称号,是德高望重的著名中医学家、上海市名中医,在中医临床上积累了丰富的经验;两位执行总主编也都有着深厚的中医学术功底和科普著作编著经验;各分册主编都是具有几十年临床经验的中医资深专家,在无病先防、有病早治和病后调养等方面都有独到而卓有成效的方法。专家们也感到,由于优质医疗资源的缺乏,每次门诊人数较多,而无法给病人解答更多的疑问,在防病和自我保健上也无法讲深讲透,因此冀望通过编著科普书籍来缓解这一矛盾。在编写过程中,他们结合现代医学知识对疾病进行分析,更重要的是把中医千百年来的实践和知识穿插其中;既考虑权威性,又考虑大众化;既继承了中医名家的经验,又奉献了自己的临证心得，体现了原创性。他们撰写认真，几易其稿，将本丛书和许多其他的养生书籍区别开来，以期正本清源，更好地为人民健康服务。

"人生百岁不是梦"，但要靠自己对身体的养护和医护人员的帮助。由于非医务人员在医学知识和技能上的缺乏，建议生病之后要到正规医疗场所治疗，因此本丛书没有把治疗疾病列为重点篇幅，重点在未病先防和病后调养上。书中既有大量的食疗知识，又有简单的草药使用，还有一些健身方法，可供普通民众自我预防、调养和护理，非常实用。

本丛书将学术、临证经验和科普写作方式准确地揉合在一起，相信在防病和病后调养中能给普通民众提供更多的便利，使全民的健康水平得到提升。

王生洪

2013 年 10 月

Foreword

序2

近年来,随着民众物质生活水平的大幅提高,养生保健意识亦随之日趋增强。当人们衣食无忧之后,对自身的健康、自身的生命会格外珍视,古今中外,无不如此。可见,对养生保健的重视程度,是一个群体、一个地区,乃至一个民族富裕程度和文明程度的晴雨表。然而,伴随"养生热"的兴起,充斥市场的养生药物、养生食材、养生书籍、养生讲座、养生会所等也乱象丛生,良莠不齐,令人无所适从,这一现象已引起政府和民众的高度关注。有鉴于此,广大民众热切企盼中医药学各专业领域的著名老专家、老教授发出他们的声音。上海中医药大学老教授协会及上海市老教授协会协同复旦大学出版社,策划、编撰、出版本系列丛书,正是为了顺应这种社会需求和时代潮流。

早在中医药学的经典著作《黄帝内经》就告诫从医者:追求健康长寿,是人之常情。医生应该向患者指出疾病的危害性,使患者认真对待疾病;医生应该告诉患者疾病的可愈性,以增强其战胜疾病的信心;医生应该告诉患者如何治疗疾病和病后护养,重视患者在疾病防治过程中的主体作用;医生应该设法解除患者的消极情绪,以减轻患者的心理压力。医生的这种解释和劝慰,即便是不甚明了医理的人,也没有不听从的。时隔两千多年,《黄帝内经》的这段话语,依然是我们医生责无旁贷的天职所在。

　　本系列丛书的各分册主编，均为沪上中医药学界资深教授、名老中医。他们凭借丰厚的学术底蕴、丰富的临证经验、丰满的编撰热情，组织相关团队，历经年余，几易其稿，其撰著态度之认真、内容取舍之严谨、遣词用句之精致，绝不亚于学术专著的撰写。

　　本系列丛书共计 12 分册，内容遍及中医内科、中医外科、中医妇科、中医肿瘤、中医骨伤科、中医耳鼻咽喉科等。每分册以常见病证为篇名，首先简要介绍疾病概况，包括临床表现、诊断依据、致病原因、常规治疗及预后转归等中西医知识。其次着重介绍养生指导，包括发病前预防和发病后养护两部分：前者针对常见病证的发病原因，如感受外邪、卫表不固、情志内伤、饮食失调、起居不慎、禀赋亏虚等，提出预防该病证的具体措施与方法；后者针对该病证的主要临床表现、发病过程及预后转归等，提出有针对性的护养措施，如药物护养、情志护养、起居护养、饮食护养、运动护养、按摩护养等内容。

　　本系列丛书的编写原则通俗易懂，深入浅出；侧重养生，突出实用；力求权威性与大众化结合，做到以中为主，中西并述。

　　　　　　　　　　　上海中医药大学老教授协会会长　施杞

　　　　　　　　　　　2013 年 10 月

Preface

前　言

　　肝胆疾病的养生是中医养生的重要环节,对于预防疾病的复发、促进疾病的康复、延缓疾病进展有着重要的意义。基于目前中医养生领域鱼龙混杂的局面,本书编写力求在内容上实用性和科学性兼具,并汇集了目前常用及有效治疗肝胆疾病的中医养生方法,荟萃了沪上长年从事于肝胆疾病中医药研究的专家点评,希望为肝胆类疾病的患者、及其家属提供有价值的参考意见。

　　本书共分两章。第一章为肝脏疾病,包括病毒性肝炎、肝纤维化、肝硬化、脂肪肝、自身免疫性肝病等常见肝脏疾病。第二章为胆道疾病,包括胆石病、胆道感染、原发性硬化性胆管炎、肝胆蛔虫病等常见胆道疾病。两章中每一个病种均按疾病概况、养生指导(包括发病前预防、发病后养护)的顺序阐述,养生保健内容涵盖生活起居、日常饮食、情志调节、药膳调治、穴位按摩、气功功法等方面,全面介绍常见肝胆疾病的中医养生方法。

　　本书内容丰富,集广大长期从事肝胆疾病中医药研究学者的经验,体现了中医养生在肝胆疾病防治中的多途径特色疗法,弥补了既往肝胆疾病中医养生书籍中的空白,且实用简便又有利于患者持续调养。本书中医养生强调天人合一、阴阳平衡、身心合一的理念,强调防治常见肝胆疾病应注重整体观念及辨证论治,体现人体整体功能的统一,以及与自然环境的统一,与社会环境的统一,从而达到防治疾病,强身保健的作用。

　　"精雕玉琢,大器方成"。本书在整个编写、修改、统稿到最后审校完成的过程中,得益于各位专家严谨求真的态度和锲而不舍的努力,历经数次修改方才成稿。本书的出版发行,将指导肝胆疾病患者的养生保健,起到预防常见肝胆疾病发生,提高患者临床疗效及生活质量的作用。

王育群

2013 年 10 月

Contents

目 录

第一章
肝 脏 疾 病

第一节　病毒性肝炎

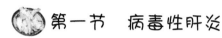

急性病毒性肝炎

✚【疾病概况】

急性病毒性肝炎按感染病毒的不同,分为甲、乙、丙、丁、戊等类型。其中甲型和戊型病毒性肝炎无慢性化倾向,乙型和丙型病毒性肝炎,不及时治愈,有慢性化倾向。属中医学"黄疸"、"胁痛"、"郁证"、"胃脘痛"等范畴。全年均可发病,但夏秋季节更易患病。

急性病毒性肝炎的主要临床表现可分为急性黄疸型和急性无黄疸型肝炎。急性黄疸型肝炎,在黄疸前期常见发热、畏寒、乏力、恶心、呕吐、纳差、胃脘部不适、肝区疼痛、便秘或腹泻、肝大;继之出现小便颜色加深,巩膜、皮肤黄染等,苔黄腻或白滑,脉弦滑数或沉缓无力。急性无黄疸型肝炎,可见纳差、恶心、腹胀、肝区不适,偶见高热等,苔腻或白滑,脉濡缓或弦。总之,在本病早期大部分患者表现为类似上呼吸道的症状(发热、畏寒)合并消化道症状(恶心、呕吐、纳差、胃脘部不适、便秘或腹泻),也有患者单纯以上消化道症状为主,有部分患者伴见荨麻疹、红斑疹等皮疹及与急性风湿性关节炎类似的表现。

中医诊治急性病毒性肝炎,首先须区分急性黄疸型肝炎与急性无黄疸型肝炎。急性黄疸型肝炎以尿黄,身目俱黄,色泽鲜明或晦暗等阳黄证、阴黄证为主。根据患者的症状、体征,又分为肝胆湿热证、湿困脾胃证、热毒炽盛证和寒凝阳衰证辨治。急性无黄疸型肝炎出现脘闷不饥、肢体困重、胁肋胀痛、胸闷不舒等症,分为湿热蕴结证、肝郁气滞证辨治。

✚【养生指导】

急性病毒性肝炎的养生指导原则:避免病毒感染,增强机体抵抗力,减少各种诱发因素。发病后当以清热解毒、化湿和胃为基本治法,减缓症状,缩短病程,防止并发症以及慢性化。

一、发病前预防

1. 避免病毒感染

急性甲型和戊型病毒性肝炎,主要通过粪-口传播,也就是说因为食用不洁食物而导致生病,其中包括生食小海鲜(如毛蚶、银蚶等贝壳类,以及醉虾、醉螃蟹),水源污染等。一般不会慢性化,感染后终身免疫。急性乙型病毒性肝炎、急性丙型病毒性肝炎,主要经血液或注射途径传播。为防止肝炎病毒的入侵,应尽量避免食用生的小海鲜,不食不洁食物,便后饭前要洗手,不要用公用的牙刷、毛巾、剃须刀等个人物品。家庭中有肝炎患者的应采取防范措施,专物专用,切断传播途径。发现周围有急性病毒性肝炎患者及其公用的物品要进行消毒,碗筷可以用水煮沸 30 分钟,患者的衣物、床单等用消毒液清洗,不能水洗的衣物选择太阳下晒或紫外线或臭氧消毒。

2. 提高自身免疫力

正常人群可注射甲型、乙型肝炎疫苗,产生保护性抗体;接触甲型、戊型肝炎患者的人群可注射人血丙种球蛋白;有意外暴露或接触乙型肝炎患者血液,如用患者用过的剃须刀不慎刺伤时应即刻对伤口进行消毒处理,可以注射乙型肝炎疫苗和乙型肝炎免疫球蛋白联合应用预防乙型肝炎的发生;应用此方法还能对出生 0、1、6 个月的孩子有效阻断母婴传播。但戊型肝炎和丙型肝炎目前尚无疫苗可以注射。增加自身的抵抗力,定期参加体育锻炼不失为预防急性病毒性肝炎的一个措施。正如《素问·刺法论》指出:"正气存内,邪不可干,避其毒气"。当今社会人们生活压力越来越大,工作和生活节奏普遍较快,高强度的工作、辛苦的劳作会大量消耗机体能量,损血耗气,伤害肝脏,容易产生疲劳。而疲劳时自身抵抗力降低,肝炎病毒容易侵入机体,产生疾病。因此,在日常生活中,要注意休息,及时消除疲劳,保证充足的睡眠。因为深度睡眠时机体处于放松状态,能量消耗减少,有助于恢复和调整各器官的生理功能,保障肝脏供血充足,达到护肝的目的。上班族最好每日午睡半小时,使身体得到足够的休息。

二　发病后养护

1. 饮食调养

在病毒性肝炎发作期饮食宜以清淡为主,不食油腻、刺激、煎炸之品,忌食热性的食物(如羊肉、狗肉、韭菜、龙眼、荔枝等)。急性病毒性肝炎患者急性期应以流质、半流质为主,或食用软饭以及减少胀气的食物。少食多餐,不宜进食油腻食物。禁止饮酒吸烟,酒精可以加重肝脏急性损伤。另外,根据自身食欲和消化功能选择脂肪的摄入量,不能吃过多的肉类、糖类,过咸、过甜都要尽量忌口。患者可适当食用新鲜蔬菜或水果,以补充维生素和微量元素。

2. 情志调养

中医学认为,恼怒伤肝,恼怒时人体肾上腺素分泌会出现异常,从而影响肝脏,使疾病迁延日久不愈,甚至可以加重病情。忧思伤脾,而脾脏的功能紊乱时也会影响肝的正常功能,

沪上中医名家养生保健指南丛书

导致肝脾两脏出现失调,使急性病毒性肝炎患者的症状加重,乙型肝炎、丙型肝炎患者日久可能进展成慢性病毒性肝炎。因此急性病毒性肝炎患者平时应保持乐观的心态,对自身的疾病有一个正确的认识,增强战胜疾病的信心,避免因为担心病情而思想负担过重。拥有积极的生活态度、宽广的胸怀、愉悦的心情,才有助于疾病的早日康复。

3. 运动忌宜

中医学认为肝藏血,急性病毒性肝炎发病初期,特别是有黄疸的患者,应以卧床休息为主。因为静卧时肝脏的藏血量增加,可以减轻肝脏的损伤,有利于肝脏自身的修复。过度的劳累(包括体力劳动、脑力劳动及房劳等),会加重肝炎患者的病情,不利于疾病的康复。特别是黄疸指数高于正常值 10 倍以上的患者更要绝对卧床,避免劳累,包括暂时不能洗澡,但要做好个人卫生工作。在恢复期的患者不可过度疲劳,休息 2 个月后如无不适可以慢慢恢复到正常的工作和生活状态,循序渐进地参加一定的、适度的体育锻炼,有助于气血流通,增强体质。必要的休息可以消除疲劳,恢复体力和脑力,有利于健康,所以要做到劳逸结合。运动量必须循序渐进,按个人体质以感觉不疲劳为度。另外,急性病毒性肝炎患者应避免长时间看书、看电视、看电脑等,因为长时间的用眼会增加肝脏的负担。

4. 酌情药膳调治

疾病稳定但仍有轻度黄疸的患者,可服茵陈 15~30 克泡茶,具有退黄解毒的作用。目糊的患者可饮用枸杞菊花茶,枸杞 10 克,菊花 8 朵,用开水冲服,具有清肝明目的作用。肠胃不适、舌苔厚腻的患者可食用薏仁茯苓粥,即将同等分量的薏苡仁、大米和茯苓同煮,具有健脾利湿的作用。或食用茯苓山药汤,将茯苓磨粉,入山药汤,具有益气健脾的作用。情绪抑郁者可以服用玫瑰花茶,具有疏肝利胆的作用。

5. 自我穴位按摩

无黄疸的患者:取穴肝俞(在背部,当第 9 胸椎棘突下,旁开 1.5 寸)、胆俞(在背部,当第 10 胸椎棘突下,旁开 1.5 寸)、脾俞(在背部,当第 11 胸椎棘突下,旁开 1.5 寸)、胃俞(在背部,当第 12 胸椎棘突下,旁开 1.5 寸)。出现黄疸的患者:取穴内关(在前臂掌侧,当曲泽与大陵的连线上,腕横纹上 2 寸,掌长肌腱与桡侧腕屈肌腱之间)、足三里[在小腿前外侧,当犊鼻下 3 寸,距胫骨前缘一横指(中指)]、阳陵泉(在小腿外侧,当腓骨头前下方凹陷处)、中脘(在上腹部,前正中线上,当脐中上 4 寸)。中脘用拇、示两指由左右向中按压,其余穴位用拇、示两指由上而下指压,一面吐气一面强压 6 秒,每回压 5 次,每日压 5 回。

6. 合理选择保健品

在恢复期除服用维生素类保健品外不宜过早服用其他保健品,因为很多物质需要经肝脏代谢,可能加重肝脏的负担,造成肝脏损害,影响肝功能,也会促使病情复发。急性病毒性肝炎患者进补要征求医生意见,原则上肝功能正常半年以后方可进补。此外,要严格遵照医嘱,尽量避免随意服用、漏服、停服、任意加减药物等,以免产生严重问题,影响后续治疗效果。

❧ 慢性病毒性肝炎 ❧

✚【疾病概况】

病毒性肝炎病程持续半年以上,病情活动不愈的即为慢性病毒性肝炎。导致肝炎慢性化的因素:感染的病原类型、治疗不当、饮食偏差、复感外邪、饮酒、服用损肝药物以及免疫失调等。临床上以慢性乙型肝炎和慢性丙型肝炎为主。慢性病毒性肝炎在临床上症状较轻,或者无症状,但肝功能常有波动。临床上多以腹胀、乏力、食欲减退、肝区疼痛不适、黄疸等为主要表现,相当于中医学"胁痛"、"黄疸"等范畴。一般可按肝胆湿热型、肝郁气滞型、肝郁脾虚型、气滞血瘀型、肝肾阴虚型进行辨证治疗。

除了药物治疗,起居饮食调养等也十分重要。

✚【养生指导】

一、发病前预防

1. 避免过度疲劳

疲劳、熬夜会增加糖原、蛋白质的分解和乳酸的产生,加重肝脏的生理负担,造成肝病复发。适当休息能减少机体体力的消耗,卧床休息可以增加肝脏的血流量,使肝脏得到更多的血液、氧气及营养的供给,促进肝细胞的康复。研究表明,肝脏的血流量立位比卧位减少 40%,立位伴有运动时,肝血流量比卧位时减少 80%~85%。肝血流量减少,可直接影响肝脏的营养及氧气的供给。慢性肝病患者经常熬夜,欢娱过度,持续疲劳,睡眠不足,会引起肝脏血流相对不足,导致抵抗力下降,使受损的肝细胞难于修复并加剧恶化。慢性肝病患者一定要保持充足的睡眠,晚上 11 点以前一定要入睡,以保证肝脏得以修复,同时每日睡眠时间至少维持在 8 小时以上且保证睡眠质量,第 2 天起床感觉很有精神,表示有好的睡眠质量。如果入睡慢、睡中易醒、常多梦魇者,即使睡上 10 小时,精神仍差,表示睡眠质量很差,就要进行相关的调适。

2. 预防感染发生

感染包括细菌或者病毒感染,对慢性肝病患者来讲都有可能导致疾病复发。就感冒而言,一年四季都会发生的常见病,对健康人来讲无妨大碍,但对慢性肝病患者有可能因此引起肝病的活动。除此之外,不注意随天气的冷暖增减衣服,忽略饮食卫生等,导致感染,都会加重病情。对于慢性肝病患者而言,所谓久病必有虚损,各种病毒、细菌、真菌等病原微生物常会乘虚而入,使本来已静止或趋于痊愈的疾病再度活动和恶化,因此患者在饮食起居、个人卫生等多方面都应加倍小心。应适当体育锻炼,随气温变化增减衣服,预防肝病复发。此外,感染过程中使用的药物,如抗过敏成分(如扑尔敏等)和解热镇痛成分(如对乙酰氨基酚、阿司匹林),抗生素和抗病毒的药物会通过肝脏进行代谢,从而加重肝脏负担,使肝病患者雪上加霜。

二、发病后养护

1. 慢性病毒性肝炎的饮食原则

适量蛋白质、低脂肪、低糖、丰富维生素饮食能最大限度地减轻肝脏负担,达到保护肝脏的目的。多食用新鲜蔬菜和适量水果,但对伤肝动火的食物,需避免食用,包括羊肉、狗肉、韭菜、龙眼、荔枝等。慎用补品,禁酒,忌壅滞燥热、暴食过饱、肥甘油腻之品,腌制品也属不宜食用的范围。忌滥用药物。

2. 不宜食用海鲜食物

慢性病毒性肝炎患者应避免食用海鲜食物。研究表明,海鲜食物中的某些较大的蛋白质颗粒能进入血液引起机体致敏,当再次进食这些食物时,就可引起机体抗原抗体反应,使组织细胞,如肥大细胞和嗜碱性粒细胞等释放组胺、缓激肽、白细胞介素、干扰素、肿瘤坏死因子等慢反应物质和前列腺素等介质,从而导致血管、皮肤、胃肠道等发生变态反应,出现相关病变。在整个变态反应中,肝脏是主要的参与器官,因此肝脏受损在所难免。原有肝病的患者,发生变态反应可使病情加重,或者原病情已稳定的肝病,可能再次复发。

3. 肝病患者宜多食醋

慢性肝炎患者还可经常适量吃点醋,中医认为"酸入肝"、"补肝用酸味"。醋除了可以作为肝经的引经药之外,还有活血消食、散瘀化积、软坚解毒等作用。同时醋能增加胃液的分泌。当慢性肝病患者食欲减退时,用醋烹调食物,或用食物蘸点醋

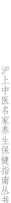

沪上中医名家养生保健指南丛书

吃,可明显增加胃液分泌,帮助食物消化,从而增进食欲,提高胃肠道抗感染能力,同时改善人体脂肪代谢。如果伴有胃十二指肠溃疡或胃酸过多的患者则不宜过多食醋。

4. 肝炎患者要禁酒

酒的主要成分是乙醇,乙醇在肝脏内可以转化为乙醛,对肝脏有直接的损害作用,使肝细胞发生变性和坏死。慢性肝病患者肝脏本身已有病变,再饮酒可谓雪上加霜,可以促进肝病病情的演变,加速向肝硬化,甚至肝癌方向演变。慢性肝病患者必须禁酒,带酒精的饮料都在禁忌范围内。

5. 吸烟增加肝脏负担

肝炎时肝细胞的解毒功能明显减退,吸烟会导致人体免疫功能的下降,增加肝脏的负担,加重肝细胞的损害。因此,肝炎患者应逐步戒烟。

6. 适宜的性生活有利于疾病康复

和谐的性生活对夫妻双方的情绪、健康都是有益的。但性生活又是一项消耗能量很大的全身运动。房事时,心跳加快,血压升高,呼吸急促,全身肌肉紧张,血液循环加速,能量消耗很大。在疾病活动期应该适当节制,过度的性生活势必影响肝脏供氧和加重肝脏负担。因此,夫妻一方患有肝炎时,性生活就该有所限制,尤其是肝炎早期,性生活往往会加重病情。所以,在肝功能异常阶段,应停止性生活。在慢性肝炎的稳定期,适宜的性生活有助于疾病的康复、提高生活情趣、提升生活质量,但放纵性生活,就有可能引发肝炎复发和加重。当然,从防止疾病传播角度来讲,在肝炎患者精液或阴道分泌物中带有肝炎病毒(主要是乙型、丙型肝炎),如果配偶有乙型肝炎,自己无乙型肝炎保护性抗体最好接种乙型肝炎疫苗,或性生活时,男方最好采用避孕套,以杜绝相互传染机会。对于丙型肝炎来讲目前尚无疫苗可接种,接触丙型肝炎患者,特别是性生活中也应做好相关的防护工作。

7. 食疗养肝,各取所宜

(1) 肝胆湿热

表现为口苦、小便黄、胁痛腹胀、纳差、舌淡红苔白或黄腻、脉滑数。

1) 茵陈粥 茵陈 30 克,粳米 100 克,冰糖 25 克。茵陈水煎取汁,加粳米煮粥,将成时加冰糖,再煮一沸即可。方出《粥谱》。

2) 薏苡仁莲子百合粥 薏苡仁 30 克,莲子 30 克,粳米 100 克煮粥,将成时加百合再煮 10 分钟即可。

(2) 肝郁脾虚证

表现为乏力、疲倦、纳差、厌油、腹胀、胁痛、烦躁、寐差、舌淡红或偏红、苔薄白或滑腻、脉弦滑或弦细。

1) 取五味子 9 克,红枣 10 枚,陈皮 12 克加水同炖,去渣饮水。每日 1 次,分 2 次服用,连续服用 10～15 天,可以去除腹胀,改善睡眠。

2) 玫瑰花 9～19 克泡茶,解郁除烦,美肤。

3) 取鸭 1 只煮汤,鸭熟软后加入适量料酒、酱油、盐、葱段、姜片,并加入陈皮 10 克,淮山药 50 克或藕 50 克,再煮 15 分钟即可,连鸭带汤一起食用。

4) 蒲公英粥 蒲公英 50 克,香附 5 克,粳米 100 克,蒲公英水煎取汁,入粳米煮粥,沸后加入香附末,粥成即可,每日 1 剂。方出《粥谱》。

(3) 气滞血瘀证

表现为面色晦暗、唇色紫暗、两胁胀痛、固定不移、乏力、纳差、肝脾大、肝掌、蜘蛛痣、鼻衄、牙龈出血、舌暗红、边有瘀点或瘀斑、苔白或腻、脉涩细而弦。

1) 山楂 15 克,蜂蜜适量。将山楂煎水,用蜂蜜冲服。

2) 丹参 15 克,鸭子 250 克。将鸭子洗净,加水与丹参同炖,熟后调味,饮汤,食鸭子。

3) 加味车前叶粥 鲜车前叶 50 克,红花 5 克,葱白 2 茎,

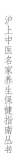
沪上中医名家养生保健指南丛书

粳米 100 克。车前叶、葱白洗净、切碎,同红花煮汁后去渣,与粳米煮粥,每日分 2 次服。方出《圣济总录》。

(4) 肝肾阴虚证

表现为头晕目胀、耳鸣、口苦而干、失眠多梦、五心烦热、腰酸腿软、右胁或两胁胀痛、大便干结、小便短赤、舌红、苔少或无苔、脉弦细数。

1) 鸽子 1 只,枸杞子 12 克,淮山药 50 克,石斛 15 克,熟地 9 克,陈皮 9 克。共煮汤,去药渣调味,饮汤,食鸽子。

2) 枸杞子 12 克,大枣 6 枚共煮汤,鸡蛋 1 只打匀入汤。可以加冰糖食用。

3) 活泥鳅 1 000 克,先放清水中养一天,换水 3 次,次日先在泥鳅中滴入香油少许,使其排尽肠内废物,洗净,煮汤。

8. 穴位敷贴

文献记载,取柴胡、郁金、白术、茯苓、丹参、泽泻、川楝子、山楂、元胡、白及、冰片、酒大黄共研细末,以蜂蜜调和。贴于双侧章门(在侧腹部,当第 11 肋游离端的下方)、期门(在胸部,当乳头直下,第 6 肋间隙,前正中线旁开 4 寸)、京门(在侧腰部,章门后 1.8 寸,当第 12 肋骨游离端的下方)等肝胆经穴位,每日 1 次,对慢性病毒性肝炎肝区不适、胃口不好、消化不良、大便硬结有较好的疗效。

9. 心理保健

缓解紧张焦虑情绪,增强战胜疾病的信心。性格内向、易生闷气和情感反常、喜怒无度、杂念缠身的人,最难康复。有心理问题的肝炎患者可以接受心理辅导,参加集体活动,多与人交流,消除不必要的自卑、恐惧,创造良好的心理氛围,处理好人际关系,保持家庭和睦。

10. 运动保健

肝炎恢复期或慢性非活动期,可以循序渐进地做一些运动,如散步、快走、打太极拳等动静结合的运动,以不疲劳为度。

重症肝炎

✚【疾病概况】

重症肝炎是肝炎的严重临床类型,病情危重,见于病毒性肝炎,也可见于自身免疫性肝炎、药物性肝炎、中毒性肝炎及妊娠期急性脂肪肝。重症肝炎发病率不高,占肝炎病例的 0.2%～0.4%。其临床特点是起病急骤,临床表现凶险而复杂,黄疸急剧加深,肝脏迅速缩小,并发症多,如出现上消化道出血、肝性脑病、肝肾综合征等,病死率高。各类肝炎均可导致本病,但在我国,以乙型肝炎所致为多见。根据其临床表现可归属中医学"急黄"、"瘟黄"、"血证"、"鼓胀"、"昏迷"等范畴。

重症肝炎临床可分为阳明腑实证,表现为面红气粗、口臭唇燥、神昏谵语、手足躁动、不得安卧、大便秘结、小便短赤、舌红、苔黄糙或焦黑、脉数;肝风内动证,表现为四肢抽动、口角牵引、头摇脉弦;湿(痰)浊蒙蔽证,表现为神志迷糊、困倦呆钝、身重不语或语声低微、面色暗黄或如蒙尘垢、目黄、舌苔黏腻、脉滑;血结瘀阻证,表现为身热狂躁谵妄、腹满而痛、大便色黑、小便尚清;气阴两竭证,表现为神疲气怯、肢冷,甚则出冷汗、嗜卧昏睡、颜面苍白、唇色及指甲苍白或发绀,脉细无根或如鱼翔。

重症肝炎在肝性脑病(肝昏迷)前期治以清营解毒、凉血平肝,用苦寒之剂以直折其热而解毒;昏迷期治以釜底抽薪、清心开窍、清营解毒为主。引起昏迷的原因是气血两燔,内热炽盛。但需注意病邪发展,特别是阴液内耗的情况下采用养阴凉血解毒的治则,扶补兼施。在疾病发展过程中大便秘结者,还须急下存阴;在恢复期,更应注意防止火星复燃,再度影响心包而昏迷。

✚【养生指导】

重症肝炎的养生指导原则:积极治疗原发病,避免诱因,发

沪上中医名家养生保健指南丛书

病后以解毒、凉血、开窍、攻下为主要治则,注意饮食与情绪调护,病后注重休息,规范服药。

一、发病前预防

1. 避免诱因

导致重症肝炎的原因是多方面的,在我国主要为病毒性肝炎,因此对于慢性乙型、丙型肝炎患者应根据病情需要,坚持规范调治。服用核苷类似物患者,需要在专科医师指导下进行随访,避免私自停药。不规范的停药极易导致病毒的复燃,诱发重症肝炎的发生。同时对处于免疫耐受期,也就是体内存在病毒但肝功能正常的患者,需定期复查肝功能,以免疏忽病情,导致病情变化。另外,药物性肝炎也是临床导致重症肝炎的常见原因之一,对于曾经有药物性肝损害患者,在临床应用药物过程中,要与诊治医师说明自身的情况,尽量避免使用明确有肝损害的药物。

2. 养成良好的生活起居习惯

俗话说:"病三分靠治,七分靠养"。中医讲"肝为罢极之本",意思是说,所有劳力都会影响肝脏,对于慢性肝病的患者需要养成良好的生活起居习惯,不宜过度劳累,注意劳逸结合。过度劳累会导致自身抵抗力下降,病毒易于复制活跃,人体的平衡状态容易被打破,诱导重症肝炎的发生。同时,每日晚 11 点到次日凌晨 3 点,正是气血流经肝胆经的时间,此时肝胆处于养护状态。如果长期熬夜,不能保证这段时间的充足睡眠,那么肝胆失养,极易使慢性病情恶化,再加之感染、情绪不良、饮食失调,而诱发重症肝炎的发作。

二、发病后养护

1. 饮食调养

重型肝炎患者由于肝功能失代偿,肝脏合成功能受影响,因此饮食应以低蛋白质和丰富的维生素为基本原则。对于已经有肝硬化的患者避免食用粗糙、坚硬、油炸和辛辣食物,以免损伤食管黏膜导致出血;因重症肝炎肝脏功能严重损伤,黄疸明显升高,清除氨的能力下降,故蛋白质饮食也要适当控制,特别是含芳香氨基酸多的鸡肉、猪肉等,具体摄入量还需根据病情而定,以防诱发肝性脑病;出现肝性脑病前驱症状时,血氨增高则应严禁蛋白质摄入,采用素食,同时对于肝脏失代偿的患者要控制钠盐和水的摄入量。如果发生肝性脑病则要禁食。在疾病过程中必须保持大便通畅,以促进氨类物质和毒物的代谢。

2. 情志调养

中医学认为肝主疏泄,不良、负面的情绪极易影响肝的疏泄功能,由于气机的失调、紊乱,进一步影响病情的转归。因此,保持一个良好、健康、积极的心情面对疾病显得尤其重要。中医讲"气为血之帅"、"气和则血和"。人体气血的平和才是健康的身体,所以对于重症肝炎患者,对疾病的康复确立信心,以平和的心态面对疾病,那么气机调顺,血循其经,对于疾病本身的确有极大的帮助意义。

3. 注意休息

重症肝炎属于危重性疾病,治疗周期达数月之久,因此发病后需要长期的休息调养过程。一般来说,病后需要暂停工作,通过充足的睡眠、均衡的饮食及适当的活动来调养机体,不适宜剧烈的运动。中医学认为"肝主目,目为肝之窍",因此防治过度用眼也是调养肝脏的重要途径之一。

4. 规范服药

在我国重症肝炎常由乙型病毒性肝炎导致,而在治疗重症肝炎的过程中不可避免需要服用核苷类似物抗病毒。重症肝炎发病后的恢复期间,应继续服用抗病毒药物,不能随意停药,并且定期检测乙型肝炎病毒的载量是否在正常值以下,一旦发现病毒数量上升,应及时行乙型肝炎病毒耐药的检测,并且在专科医师的指导下进行加药或换药,保证病毒的持续抑制,防止病情的再次反复。其他肝病也如此,必须在医师的指导下规范用药,以免再次发病造成恶果。

5. 合理选择保健品

重症肝炎发病后由于邪气尚未散尽,仍有残存湿邪、毒邪,因此大补、峻补之品,以及中药膏方等均不适宜服用,同样羊肉、狗肉等热性食物和海鲜也不适用于营养补充。可服用扶正祛邪中药,以清补、通补为主,扶正而不恋邪。另外维生素类的保健品对肝脏细胞的修复有利,是合适的选择,但须根据人体每日所需摄入量合理使用,过量反而加重肝脏负担。疾病稳定半年后,可以根据患者的体质选用不同的补养品。阴虚的患者见舌红、苔薄、手心热、心烦,可以选择石斛煎汤代茶,伴有目干涩,也可以水冲泡枸杞、菊花以养肝明目;或选用西洋参,每日5～7克,或泡茶饮、或嚼服、或隔水炖服。阳虚的患者见怕冷、腰酸膝软、背凉、舌淡胖,可以选用生晒参,即白参每日5～7克,或泡茶饮、或嚼服、或隔水炖服。体质偏差者则可选用冬虫夏草、灵芝等进行保养。

第二节　肝纤维化

【疾病概况】

肝脏在遭到各种致病原侵袭时,会引起肝脏损害与炎症反应,与此同时肝组织免疫系统被激活,参与组织的修复。这种组织修复过程正常则促进肝细胞的修复,但过度及失控时肝组织内细胞外基质过度增生与异常沉积,导致肝脏结构的改变和肝功能异常,这个病理过程轻者称为肝纤维化;重者使肝小叶结构改建,最终形成假小叶及结节,成为肝硬化。

肝纤维化是多种原因所致慢性肝病发展为肝硬化及肝癌的

中间阶段，不是一种疾病，而是一个病理过程。其病因及致病机制较为复杂。肝纤维化的形成原因涉及多方面的因素。有研究表明，肝纤维化是以胶原为主的细胞外基质（ECM）在肝内过度沉积为特征，过多 ECM 沉积的主要来源是细胞肝星状细胞（HSC），HSC 活化增殖导致肝细胞损伤向肝纤维化方向发展。如果在肝纤维化的早期阶段及时诊断和处理，阻断其病理进展，有望防止肝硬化的发生，由此可见肝纤维化是可逆的。

肝纤维化的病理变化，对照中医学中的有关论述，结合近年的研究成果，我们认为，肝纤维化属于中医学"积聚"的范畴。中医对积聚病机的认识也是多方面的，但就其本质而言，则以血瘀痰结为主。临床上对肝纤维化患者肝组织活检的病理学检查表明，肝内纤维结缔组织增生是临床血瘀证患者的主要病理特征之一。

中医治疗肝纤维化强调扶助正气，故健脾、益气、养阴为常用方法，同时又必须兼顾祛除邪气，祛湿、清热、化痰、解郁联合扶正祛邪。在肝纤维化阶段病理关键为脉络瘀阻，所以更要抓住久病肝血瘀阻的症结所在。由于患者的个体差异与病变的程度不同，临床用药并非简单地进行活血化瘀即可，而是通过中医的望、闻、问、切等诊疗手段，了解病情，判断证型，从而采用针对性的治疗方案。应注重从整体出发，因病制宜，对证组方，突出个体化辨证治疗。中医学在治疗中注重整体观念，将辨病与辨证有机结合起来考虑的优势就更为明显。研究表明，用中医中药的辨证治疗或使用协定方或中成药在抗纤维化治疗过程中优势凸显。既可以达到抗肝纤维化作用，又能有效缓解临床症状，提高生存质量，实现治病求本的目的。

我们认为，肝纤维化发病多因湿、热、毒、瘀、虚作用于肝经，其中瘀血阻滞肝脉是肝纤维化的共同病理基础。从辨证的角度看，兼有脾虚、阴虚、气滞、血瘀、热毒等。根据以上病理特点，多采用益健脾、养阴、理气、活血、解毒等进行治疗，每获良效。中

沪上中医名家养生保健指南丛书

医学认为肝藏血,主疏泄,肝受邪必将导致血运异常,血滞经脉,成为瘀血容易形成的生理基础。在慢性肝病的演变过程中,多种致病因素如湿热邪毒、酒毒等均可导致肝纤维化的发生,脉络瘀阻为病,故宜活血化瘀。根据兼证不同还应辨证用药。如久病气虚的患者,中医学认为气为血之帅,气旺有助于鼓动血液运行,故用益气活血法治疗肝纤维化。阴血不足的患者,中医学认为肝肾同源,肝病日久必损及肾脏,导致肾阴亏虚,治宜养阴活血,补益肝肾。更多的肝纤维化患者,常兼有湿热毒邪未尽,因此在活血化瘀的同时,常配以清热解毒之法。再则肝主疏泄,肝气郁滞可致血瘀,反之血瘀又加重气滞,因此行气活血法为中医治疗肝纤维化的常用治法。总之,辨证是关键,结合辨病则效更优。

在活血化瘀的同时,扶正补益药在抗纤维化中的应用也有着重要的意义。这是因为痰瘀的发生、发展以及去除均与正气的强弱密切相关,机体免疫功能的变化在肝纤维化的发生、发展过程中起着重要的作用,而扶正补益药对机体免疫功能有良好的调整作用,同时还可以在不同水平上影响结缔组织的代谢,与活血化瘀同用可取得相得益彰的作用。

现代有关肝纤维化发病机制的研究表明,肝纤维化的形成和发展是一个极其复杂的过程。而中医对于积聚的治疗也是多途径的。迄今为止的研究在其病理方面多集中于胶原代谢,治疗方法上主要围绕活血化瘀药而进行的。因此抗肝纤维化的研究应该基于此二者进行综合性的考虑。在不同治则基础上,根据不同中药有效成分的作用机制组方,提高中医药抗肝纤维化疗效的重要途径。相信,随着研究的深入,中医药在肝纤维化的治疗中将会做出巨大的贡献。

✚【养生指导】

肝纤维化患者的自我观察非常重要,因为大部分患者都不能长期住院治疗,及时自我观察、和医生沟通、调整治疗方案将对疾病恢复具有重要的作用。

一、发病前预防

1. 积极预防

肝纤维化是由不同原因引起的肝脏实质性变性而逐渐发展为肝硬化的一个中间阶段。要重视对各种原发病的防治,积极预防和治疗慢性肝炎、血吸虫病、胃肠道感染,避免接触和应用对肝脏有毒的物质,减少致病因素。

2. 情绪稳定

情志改变与肝脏疏泄失常有着非常密切的联系。情绪不佳、精神抑郁、暴怒激动均可影响肝的功能,加速病变的发展。鼓励患者树立战胜疾病的信心,振作精神,消除思想负担,以饱满的热情投入工作和学习。

3. 用药从简

盲目过多地滥用药物,会加重肝脏负担,不利于肝脏恢复。对于肝病患者必须用药时选用对肝脏无损害或损害小的药物,尽量避免使用对肝脏有害的药物,如异烟肼、巴比妥类、磺胺类、罗红霉素,以及对肝脏有毒性的中草药和中成药,以免发生药物性肝炎,导致雪上加霜。

二、发病后养护

1. 饮食调护

肝纤维化患者的饮食宜低脂肪、适量蛋白质、高维生素、易消化。做到定时、定量、有节制,可以吃适量的糖类以及优质蛋白质、豆制品、水果、新鲜蔬菜等。但尿酸高,有小叶增生的患者宜少食或不食豆制品。同时应忌辛辣刺激和坚硬生冷的食物。

（1）合理食用蛋白质

肝脏是蛋白的合成场所,每日由肝脏合成白蛋白 11～14

克。当肝纤维化时,肝脏就不能很好地合成蛋白质。这时就需要合理安排蛋白质的摄入,一则保证足够的营养,另外又要防止过多摄入蛋白质而加重肝脏负担。可以选择容易消化的优质蛋白,如河鱼、虾、精肉、鸭子、鸽子,每日保证吃点,但要控制总体摄入量。

(2) 少量摄入脂肪

肝纤维化的患者,害怕吃脂肪。其实脂肪不宜严格禁止,可以少量吃些。但当合并胰腺功能不全,胆汁分泌减少,淋巴管或肝门充血等原因,出现脂肪痢。对脂肪吸收不良时,应控制脂肪的摄入量。如果患者没有上述症状,并能适应食物中的脂肪时,为了增加能量,脂肪不易严格禁止,可以少量食用。若为胆汁性肝硬化患者必须采用低脂肪、低胆固醇膳食。

(3) 糖类要充足

摄入充足的糖类能使体内充分贮备肝糖原,防止毒素对肝细胞损害,每日吃淀粉类食物 250～350 克。

(4) 锌、镁需适当补充

肝纤维化的患者普遍出现尿锌排出量增加,血锌水平较低,肝细胞内含锌量也降低,适当食用瘦猪肉、牛肉、蛋类、鱼类、紫菜、海带等含锌量较多的食物,不仅可补充体内锌之不足,还可以预防口腔溃疡的发生。同时可以多食用绿叶蔬菜、豌豆、乳制品和谷类等食物,防止镁离子的缺乏。

(5) 补充维生素

增加体内维生素 C 浓度,可以增加肝细胞抵抗力及促进肝细胞再生。因为维生素 C 直接参与肝脏代谢,促进肝糖原形成。同时可以吃些粗粮(如麦片、黑米、薯类等),但要煮软或熬粥吃,以保证维生素 B_1 的摄入。

2. 戒烟忌酒

饮酒时,血锌量会继续降低,造成锌利用匮乏,同时可以直接损害肝脏,影响药物的药代动力学,导致药效降低。所以饮酒可使肝纤维化患者病情加重,并容易引起出血。同时长期吸烟,可加快肝纤维化的进程,使人体免疫功能下降,不利于肝病的稳定和恢复,有促发肝癌的危险。

3. 穴位按摩

肝纤维化的患者平时可以按摩肝俞(在背部,当第9胸椎棘突下,旁开1.5寸)、足三里(在小腿前外侧,当犊鼻下3寸,距胫骨前缘一横指)、丰隆(在小腿前外侧,当外踝尖上8寸,条口外,距胫骨前缘二横指)、太冲(在足背侧,当第1跖骨间隙的后方凹陷处),达到养生保健、防治肝纤维化的作用。

第三节　肝　硬　化

肝炎后肝硬化

✚【疾病概况】

肝炎后肝硬化是指由于各种病因引起的肝脏慢性、进行性、弥漫性病变,其特点是在肝细胞坏死的基础上发生纤维化,并代之以纤维包绕的异常肝细胞结节(假小叶)。乙型肝炎病毒(HBV)、丙型肝炎病毒(HCV)感染是肝硬化的主要原因,当然也包括自身免疫性肝炎、原发性胆汁性肝硬化、酒精性肝硬化、非酒精性肝硬化。属中医学"胁痛"、"积聚"等范畴。

肝炎后肝硬化分为代偿期和失代偿期,肝硬化代偿期的主要临床表现有乏力、腹胀、腹泻、食欲减退、恶心呕吐、肝区隐痛等。而肝硬化失代偿期除上述症状外,还可以出现黄疸、腹水、肝掌、呕血、黑便、肝性脑病等表现,甚至严重威胁患者的生命。

中医诊治肝炎后肝硬化,根据患者不同的症状、体征,可以分为肝气郁结、湿热内蕴、瘀血阻滞、脾虚湿盛、肝肾阴虚和脾肾阳虚等症型辨证论治,可以延长患者的生存期,减少并发症的发

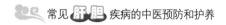

生,提高患者的生存质量。

✚【养生指导】

肝炎后肝硬化的养生指导原则:积极治疗原发病,对于乙、丙型病毒性肝炎应及早进行抗病毒治疗,防止病情加重。还应增强机体抵抗力,减少各种诱发因素。中西医结合治疗可延缓疾病的发展进程,提高生活质量。

一、发病前预防

1. 积极治疗原发病

肝炎后肝硬化可以因为病毒感染、酒精性肝病、脂肪肝、药物性肝炎等各种肝病发展而来。乙、丙型病毒性肝炎主要经血液或注射途径传播,也可以由母婴传播所致。因此必须养成良好的生活习惯,牙刷、毛巾、剃须刀等个人物品不要公用。家庭中有肝炎患者的应采取防范措施,切断传播途径。对于明确诊断的乙、丙型病毒性肝炎患者,符合抗病毒要求的应及早进行抗病毒治疗。酒精性肝病患者应该严格戒酒,脂肪肝要加强身体锻炼,控制体重的同时还要尽量少吃油腻煎炸的食物。而药物性肝炎患者应尽早停用引起肝功能损伤的药物,并采取相应的保肝治疗措施。目前服用中草药导致的药物性肝损害呈现升高趋势,易引起肝损害的常见中药有苦杏仁、广豆根、北豆根、艾叶、毛冬青、雷公藤、苍耳子、川楝子、鱼苦胆、千里光、天花粉、黄药子及治疗银屑病(牛皮癣)的中药等,应该引起高度的重视。还应避免各种有害物理因子的刺激,减少 X 线和放射性物质对肝脏的照射,减少和及早治疗各种感染,避免各种创伤和手术。

2. 提高自身免疫力

正常人群可注射乙型肝炎疫苗,产生保护性抗体;有意外暴露或接触乙型肝炎患者血液的刺伤,除对伤口进行消毒处理之外,24 小时内注射乙型肝炎疫苗和乙型肝炎免疫球蛋白联合应用以预防乙型肝炎的发生。此方法还能应用于新生儿0、1、6个月的免疫接种以有效阻断母婴传播。但丙型肝炎目前尚无疫苗可以注射。已有肝病的患者，要定期随访，及时调整治疗方案，肝功能稳定期要参加体育锻炼以增加自身的抵抗力；此外保证充足的睡眠也相当重要，因为睡眠不足容易产生疲劳，而疲劳可以降低自身抵抗力，导致肝病复发和加重。高质量的睡眠有助于恢复和调整各器官的生理功能，保障肝脏供血充足，达到护肝的目的。平时还应做到饮食有节，不暴饮暴食，不嗜食滋腻厚味，并且随季节的变化及时增减衣被，防止外邪的入侵。

二、发病后养护

1. 饮食调养

在肝炎后肝硬化肝功能出现异常的发作期，以低脂肪、适量蛋白、高维生素和易于消化饮食为宜。做到定时、定量、有节制。每日保证适量的豆制品、水果、新鲜蔬菜，适当进食糖类、鸡蛋、鱼类、瘦肉并忌烟酒；当肝功能显著减退，出现腹水并有肝性脑病先兆时，应对蛋白质摄入适当控制，提倡低盐饮食或忌盐饮食。食盐每日摄入量不超过1～1.5克，饮水量在2 000毫升以内。严重腹水时，食盐摄入量应控制在500毫克以内，水摄入量在1 000毫升以内。出现肝性脑病前驱症状的患者，严格控制动物蛋白质的摄入，但要避免发生负氮平衡。即使使用降氨药物治疗后血氨下降至正常，也不能过快或过多地补充动物蛋白质。同时应忌辛辣刺激之品和坚硬生冷食物，不宜进食过热食物以防并发出血。尤其要忌食肥猪肉、鹅肉、竹笋等食品。肥猪肉是一种高脂肪食品，会增加肝炎及肝硬化者的肝脏负担，尤其是慢性肝炎和肝硬化湿热内蕴之人，更应忌食；而竹笋难以消化，《随息居饮食谱》中所说："竹笋能发病，诸病后均忌之。"现代医学认为，竹笋中含较多的粗纤维。因此，严重肝病及肝硬化者，由于食管及胃底静脉曲张，大量的粗纤维对病情不利，有诱发胃部大出血的隐患,所以,凡肝病所致门静脉高压者不宜食用。如果出现肝性脑病则应禁食。

2. 情志调养

中医认为"怒伤肝",肝脏与精神情志的关系非常密切。情绪不佳、精神抑郁、暴怒激动均可影响肝功能,加速病变的发展。因此怡情制怒对保养肝脏显得尤为重要,病后发怒对痊愈不利。患者要善于忍耐克制,正确认识对待病情,平时旷达情怀,消忧平怒,使肝脏在心平气和中得以调养康复。

3. 运动忌宜

肝炎后肝硬化代偿功能减退,并发腹水或感染时应绝对卧床休息。中医学认为肝藏血,静卧时肝脏的血供增加,可以减轻炎症的损伤,有利于肝脏自身的修复。在代偿期如果病情稳定,可做些轻松工作或适当活动,进行有益的体育锻炼,如散步、做保健操、打太极拳等,不宜从事打球等高对抗运动,活动量以感觉不疲劳为度,并循序渐进。

恢复期的患者不可过度疲劳,要保持充足的睡眠和休息时间。休息1~2个月后无不适,可以慢慢恢复到正常的工作和生活状态,适度参加体育锻炼,同时禁烟禁酒。平时应该避免粗硬食物,如碎骨、带刺类、硬果类,以防损伤已曲张的食管和胃底静脉,导致破裂出血;要保持大便通畅,如有便秘,可食用麻油、蜂蜜等,减少氨的积聚,防止肝性脑病;少食多餐,这样有利于肝脏休息,减轻肝脏负担。注意不宜多吃糖,肝炎患者每日补充一定量的葡萄糖,有利于促进肝细胞的修复。但过多的葡萄糖在体内可转变为磷酸丙糖,该物质在肝内合成低密度脂类物质,使血中三酰甘油(甘油三酯)等脂类物质增多,进而诱发心血管系统的器质性病变。再加上肝炎患者活动量较少,补糖过量,可致脂肪肝形成。

4. 酌情药膳调治

1) 鲫鱼赤豆汤 肝硬化恢复期还有少量腹水的患者,可以食用鲫鱼赤豆汤,将鲫鱼除鳞、鳃及内脏洗净、入锅,加入浸泡的赤小豆,加水足量,先用大火煮沸,烹入料酒,加葱花、姜末,改用小火煮 90 分钟即可,具有利胆除湿、补脾利水的功效。

2)归芪兔肉汤　适合肝硬化肝掌、蜘蛛痣明显的患者食用,将兔肉 500 克洗净、切块,当归、黄芪各 20 克洗净切片,装入纱布袋中,扎紧袋口,同放于砂锅中炖,具有补气益肾、活血化瘀的作用。

3)健脾消食茶　有腹胀厌食的患者,可以用陈皮、山楂、六曲各 12 克煎水代茶,具有良好的健脾消食功效。

5. 自我保健按摩

用手按摩两侧腋下胸胁,自上而下推擦,反复推擦数 10 次,用力均匀和缓,以皮肤温热为宜,可以起到疏肝活血散结的作用。

6. 合理选择保健品

肝硬化患者恢复期不宜过早服用保健品,加重肝脏的负担,引起肝功能异常,促使病情复发。进补必须征求医生的意见,一般来说灵芝和冬虫夏草有助于提高肝炎后肝硬化患者的免疫功能,对病情恢复有利。可以按照不同体质选用不同的人参进行补养,也可选择膏方进补。

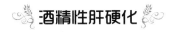

酒精性肝硬化

【疾病概况】

酒精性肝硬化归属于门静脉性肝硬化,是由于长期大量饮酒所致肝细胞变性、坏死导致的肝硬化,是酒精性肝病的终末阶段。近年来随着生活水平的提高,酒精性肝硬化在我国发病率明显增加,发病率达 7%,仅次于病毒性肝炎后肝硬化。在发病过程中酒精性脂肪肝、酒精性脂肪性肝炎、酒精性肝硬化,作为酒精性肝病的三部曲,三者常重叠存在。如果在酒精性脂肪肝

沪上中医名家养生保健指南丛书

的基础上,患者还不知节制,平均每日摄入酒精 80 克达 10 年以上就会发展为酒精性肝硬化。本病属中医学"胁痛"、"胃脘痛""积聚"等范畴。

酒精性肝硬化早期(代偿期)往往没有明显症状,或偶有低热、乏力、腹胀、轻度的肝脾大、轻度的黄疸、肝掌、蜘蛛痣等。后期(失代偿期)可出现肝功能减退、门静脉高压、多系统受累的表现。最常见的症状为食欲减退、倦怠乏力、消瘦、腹胀腹泻、出血倾向及贫血。常见的体征为肝脏质地改变、脾大、腹壁静脉怒张、腹水等。部分患者可出现皮肤色素沉着、女性月经失调、男性乳房发育、腮腺大、肝掌、双下肢水肿、尿少、肝源性胸腔积液、黄疸、发热等。严重并发症为肝性脑病、上消化道出血、原发性肝癌、肝肾综合征、感染、门静脉血栓形成,患者往往生命垂危。B超常提示肝缩小、质硬,脾大。血液检查可有白细胞、血红蛋白、血小板、血清白蛋白减少,球蛋白升高,谷丙转氨酶、谷草转氨酶、血清磷酸酶、γ-谷氨酰转肽酶增高,凝血酶原时间延长等。据报道,严重酒精性肝硬化约有 30% 发生原发性肝癌。

中医诊治酒精性肝硬化,根据患者不同的症状、体征,可以分为湿热内蕴、寒湿困脾、肝郁气滞、瘀血阻滞、肝肾阴虚等证型。可据此加以辨证论治。

✚【养生指导】

酒精性肝硬化的养生指导原则:立刻戒酒,防止病情进一步加重。积极保肝治疗,增强抵抗力,杜绝其他肝病的发生。治疗当以活血化瘀、软肝散结为基本治法,以缓解病情,阻止疾病发展。

发病前预防

1. 合理饮酒是关键

现代研究证明,长期过量饮用高度酒后,可使肝细胞反复发生脂肪变性、坏死和再生,最终导致肝纤维化和肝硬化的发生。《本草求真》指出:"酒,其味有甘有辛,有苦有淡,而性皆热。若恣饮不节,则损烁精,动火生痰,发怒助欲,湿热生病,殆不堪言。"

1) 注意饮酒量 饮少量红酒或黄酒对于健康人来讲,可以起到抗氧化作用,降低心脑血管疾病的发生率。但饮大量酒与酒精性肝硬化的发生有密切关系。酒精损伤肝脏主要是乙醇本身和其代谢产物乙醛。正常人每日的酒精摄入量最好控制在160克以内,<80克较为安全,>160克则较易发生肝损伤。

2) 注意饮酒方式 不良的饮酒方式也易引起酒精性肝硬化。一次大量饮酒的危害性远远大于分次小量饮酒,每日饮酒的危害性也比不定期饮酒大。

3) 注意不同个体对酒精的耐受度 不同性别诱发酒精性肝硬化的程度不同。女性与男性相比更敏感,即使每日的乙醇摄入量较低,也可引起肝损伤。

总之,饮酒可导致肝超微结构的损伤,酒中的乙醇可激活淋巴细胞,增加乙型、丙型肝炎病毒的致病性,增加内毒素的致肝损伤毒性;炎症时肿瘤坏死因子(TNF)、白细胞介素(IL)等细胞因子增加;乙醇及代谢产物对免疫调节作用有直接影响,可使免疫标志改变。同时脂质过氧化可促进胶原形成;使贮脂细胞变成肌成纤维细胞,合成层黏蛋白、胶原的 mRNA 含量增加,合成各种胶原;酒中含有铁,铁的摄入和吸收增加,铁颗粒沉着在肝细胞内,刺激纤维增生,加重肝硬化。

计算酒精摄入量并不是按饮酒的量直接计算,而要套用以下的公式。即摄入的酒精量(克数)=饮酒量(数)×含酒精的浓度(%)×0.8。例如,一次喝45°(45%)的白酒100毫升,摄入的酒精量就达36克(100×45%×0.8)。研究表明,连续5年以上每日摄入酒精超过40克(8钱),即累计73千克以上,有48%会患上不同程度的酒精性肝病;而饮酒年数大于5年,酒精总摄入

沪上中医名家养生保健指南丛书

量超过100千克的酗酒人群中,患病比例更大。当然这不是一个绝对的计算方法,其实酒精对人的影响还要考虑个体的差异,包括性别因素,女性较男性对酒精更为敏感,因此必须量力而饮。另外原有其他肝病的患者对酒精的耐受性更低,必须绝对禁酒。

2. 增强抵抗力,杜绝患其他肝病

(1) 增强抵抗力

酒精性肝硬化的患者,免疫功能低下,可注射乙型肝炎疫苗,产生保护性抗体;有意外暴露或接触乙型肝炎患者血液的刺伤时除对伤口进行消毒处理外,需注射乙型肝炎疫苗和乙型肝炎免疫球蛋白联合应用预防乙型肝炎的发生。但丙型肝炎目前尚无疫苗可以注射,所以必须洁身自好,养成良好的生活习惯,牙刷、毛巾剃须刀等个人物品不要公用。注意增强自身的抵抗力,起居有时,防止外邪的入侵。不随意乱用药物,以防合并药物性肝炎的发生,从而加重病情。

(2) 易引起肝损害的常见药物

1) 抗结核药物 利福平、异烟肼、乙胺丁醇。

2) 抗肿瘤药物 卡铂、顺铂、环磷酰胺、甲氨蝶呤、5-氟尿嘧啶等。

3) 调降血脂类药物 他汀类(阿托伐他汀、洛伐他汀)、氯贝丁酯、烟酸、非诺贝特等。

4) 类固醇激素 口服避孕药、雄性同化激素、雌激素类药物等。

5) 心血管药物 钙离子拮抗剂、胺碘酮、华法林等。

6) 抗风湿药物 阿司匹林、芬布芬、吲哚美辛等。

7) 抗生素类 罗红霉素、氯霉素、青霉素类、磺胺类、酮康唑等。

8) 抗过敏药物 氯苯那敏(扑尔敏)、异丙嗪(非那根)、盐酸西替利嗪(开瑞坦)、氯雷他啶。

9）抗溃疡药物　法莫替丁、西咪替丁、雷尼替丁等。

10）退热类药物　百服宁。

11）抗真菌类药物　达克宁（口服）等，临床使用必须引起足够重视。当然也包括不能滥用中药制剂。

3. 饮酒前后解酒护肝方法

现代人生活压力大，喝酒应酬在所难免，但是我们可以通过饮酒前后的调护以减少酒精的吸收。

饮酒前，不要空腹。因为空腹时酒精吸收较快，可以多吃些水溶性的淀粉类食物或喝些牛奶，保护胃黏膜，延长酒精在体内的吸收时间。

饮酒时，首先应避免与碳酸饮料（如可乐、雪碧等汽水）一起喝，这类饮料中的部分成分能加快体内酒精的吸收。慢慢饮酒也能促进酒精分解，缓解体内堆积。饮酒后半小时至 2 小时血液中酒精浓度可达到顶峰，若放慢饮酒速度，体内就可有更多的时间来分解酒精，从而减轻对肝脏的损伤。多吃绿叶蔬菜和豆制品能增加抗氧化的作用，补充维生素，此外豆类中的卵磷脂有保护肝脏的作用。

饮酒过程中，适量吃些高蛋白、高纤维素饮食，尤其应补充 B 族维生素、维生素 A、维生素 C、维生素 K 及叶酸等。以下介绍几种简便有效的蔬果解酒法。

1）芹菜汁　芹菜中含有丰富的 B 族维生素，能分解酒精。饮酒后取芹菜适量洗净、切碎、榨汁饮用，具有缓解酒后头痛脑涨、颜面发红等不适的作用。

2）西红柿汁　西红柿汁富含特殊果糖，能促进酒精分解吸收。饮酒后可取西红柿适量洗净、切碎、榨汁饮用。

3）荸荠汁　对于烈性酒醉酒者，取荸荠 10 余只，洗净切碎、榨汁后饮用。

4）蜂蜜水　蜂蜜中含有一种特殊的果糖，可以加速酒精的分解吸收。饮酒后特别是饮用红酒后，可取蜂蜜适量，温水

沪上中医名家养生保健指南丛书

冲服。

5）新鲜葡萄　新鲜葡萄中含有大量酒石酸,能与酒中酒精相互作用,进而形成酯类物质,降低体内酒精浓度,达到解酒目的。

6）香蕉　饮酒后吃 1~2 根香蕉,能增加血糖浓度,从而使酒精在血液中的浓度降低,达到解酒目的,同时也能减轻心悸、胸闷等症状。

总之,要尽量减少酒精的摄入量,减轻其对肝细胞的损伤,以达到护肝的目的。

4. 饮酒人群要定期体格检查

大量饮酒或长期饮酒的人,应定期检查肝功能。发现肝功能异常,特别是谷氨酰转肽酶增高,必须引起足够重视,尽早戒酒。怀疑有肝硬化的患者应及时进行全面体格检查及相关实验室检查,在代偿期得到合理积极治疗,防止疾病向失代偿期发展,同时预防和治疗可能出现的并发症。

发病后养护

1. 饮食调养

酒精性肝硬化患者补充蛋白质可食用蛋、奶、鱼、瘦肉和豆制品;补充维生素宜多食新鲜蔬菜和水果。特别注意补充 B 族维生素和维生素 A、维生素 C。如伴便秘者,可食用香蕉、蜂蜜、芝麻、麻油等保持大便通畅,减少氨的积聚,防止肝性脑病。应绝对禁酒和刺激性食物,少食肥腻多脂和高胆固醇食物;有腹水时应忌盐或低盐饮食;根据食管静脉曲张的程度分别给流质或半流质或软食,忌食坚果、油炸以及坚硬的食物。出现消化道出血时则应暂时禁食。晚期肝硬化并有肝性脑病前驱症状者,应严格限制蛋白质摄入,一旦发生肝性脑病则应禁食。此外含有廿碳五烯酸的沙丁鱼、青花鱼、秋刀鱼和金枪鱼,能够抑制血小板聚集。肝硬化患者凝血因子生成障碍,血小板数本来就较低,若进食含廿碳五烯酸多的鱼,血小板凝集作用减低,容易引起出血,所以尽量不食用。从中医角度讲海鱼均为发物,应该避免食用。此外,羊肉、狗肉、韭菜、韭黄等热性食物以及咸鱼、咸肉等过咸的腌制品等也不宜食用。在古代医籍中,对食物也有记载。

韭菜,《本草经疏》中指出:"胃气虚而有热者勿服。"《本草求真》亦云:"火盛阴虚,用之为最忌。"对于酒精性肝硬化患者来讲,多有阴虚内热的表现,应当忌食之。同时韭菜中坚韧的粗纤维,不易被胃肠消化吸收,对胃气虚弱的肝硬化患者也极为不利;而腌腊制品本身含盐量比普通食品高出很多倍,酒精性肝硬化患者食用后极易产生腹水,应该禁食。

鸡蛋,唐代食医孟诜曾说:"鸡子动风气,不可多食。"《随息居饮食谱》亦云:"多食动风阻气……疸、痞满、肝郁,皆不可食。"对于肝硬化患者来讲鸡蛋是经济又有效地补充蛋白质的最佳之选,但不可多食,鸡蛋性平,味甘,虽有滋阴润燥、益气补血的作用,但多食会增加消化系统负担。尤其是鸡蛋黄含量更高,所以切不可多食之,以每日1个鸡蛋或2个鸡蛋白为宜。

蚕豆,《本经逢原》中记载:"蚕豆性滞,中气虚者食之,令人腹胀。"其性平、味甘,具有健脾利湿的作用,但有难以消化之弊。必须适时选食,其他豆类食品选用也要根据患者的体质,若存在腹胀、嗳气者要慎选或暂时停止食用,面食等其他产气食物也如此。

2. 戒酒戒烟

酒精性肝硬化的患者首先应禁酒、禁烟。因为长期饮酒者血中乙醛水平较正常人为高,酒精性肝硬化患者肝脏已经受到了损伤,如果继续饮酒,其血中乙醛水平将为正常人饮酒后的数倍。对于酒精成瘾的患者,可以寻求心理辅导的同时逐渐戒酒或药物帮助,以利尽早戒酒。烟草中含尼古丁,有收缩血管作用,造成肝脏的供血减少,影响肝脏的营养,不利于疾病的稳定。因此,酒精性肝硬化的患者应禁酒、禁烟。

沪上中医名家养生保健指南丛书

3. 情志调养

中医学认为"怒则伤肝",所以酒精性肝硬化的患者日常生活中应保持积极、向上、乐观的心理状态,做到正确认识疾病,豁达看待人生。避免心理压力过重,以及过度焦虑、烦躁、大怒等精神因素影响整个疾病的康复过程和治疗效果。

4. 运动忌宜

酒精性肝硬化并发腹水或感染时应绝对卧床休息,不宜锻炼。平时患者在日常生活中应做到起居有节,忌劳累、熬夜。此外,还应在康复过程中根据病情的缓急轻重以及体质强弱不同,选择适当的锻炼方法,如散步、慢跑、打坐等,以增强机体免疫力及抗病能力。同时避免剧烈的身体对抗性运动,从而有利于疾病的恢复。

5. 酌情药膳调治

1)枸杞蒸鸽子 适用于酒精性肝硬化恢复期出现乏力目糊。取鸽子1只,枸杞子30克,清汤1000毫升,在鸽子肛门部开膛,去内脏,去毛,洗净。枸杞装入鸽子腹内,放姜、葱,注入清汤,加盐、料酒,蒸1小时取出,拣去姜葱,调好口味即成,具有保肝益精、养肝明目的功效。

2)红枣赤豆花生汤 有口鼻出血、无腹胀的患者可选用,有助于升高血小板,具备良好的益气健脾生血作用。

6. 自我保健按摩

(1)胸腹按摩

按摩部位:主要按摩胸部。

按摩方法:用两手手掌自上而下按摩胸部,作用力由轻到重,一般开始时轻,中间重,结束时轻,如此反复约30次。本法具有清心宁神、畅通血脉的功用,能加速酒精在肝脏内的代谢分解。

(2)艾灸保健

酒精性肝硬化脾肾亏虚的患者可取期门(乳头直下,第6肋间隙,前正中线旁开 4 寸)、中脘(上腹部,前正中线上,脐中上 4 寸)、足三里(小腿前外侧,膝部髌韧带外侧凹陷下 3 寸,距胫骨前缘外开一横指)、三阴交(小腿内侧,足内踝尖上 3 寸,胫骨内侧缘后方)。用艾条或配合灸盒在家里做温和灸,每个穴位每次灸 15～20 分钟,7 日为 1 个疗程,中间间隔 2～3 日再做下一个疗程。如果女性患者遇到经期应暂停使用。

(3) 敷贴保健

酒精性肝硬化患者可在期门、神阙(腹中部,脐中央)的部位采用磁贴保健。

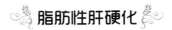

脂肪性肝硬化

【疾病概况】

脂肪性肝硬化是指非酒精性脂肪肝患者,即在无过量饮酒史的基础上,肝细胞弥漫性脂肪变性和脂肪蓄积。如果未经治疗,日积月累脂肪大量蓄积,影响自身的血液、氧气供应及代谢,造成肝细胞肿胀、炎症浸润及变性坏死,发展至脂肪性肝炎,并渐至肝脏纤维增生,乃至发展成脂肪性肝硬化。这是非酒精性脂肪性肝病 3 个阶段的最后一个环节,它是一种遗传-环境-代谢应激相关性疾病。随着生活水平的提高,发病率也逐年提高。

脂肪肝患者大多没有明显的症状,易被忽视,就算体格检查发现脂肪肝,患者本身往往不引起重视,到极度疲劳、肝区不适到医院就诊时才发现已发展成为重度脂肪肝,如果不及时治疗则可以发展至脂肪性肝硬化。临床可表现为四肢乏力、食欲减退、腹胀、厌油腻、恶心、右上腹不适、口干、口苦、口臭、大便不规则,伴有便秘或便稀,严重至失代偿期也可以有腹水和下肢水肿等症状。血浆蛋白降低、门静脉高压、转氨酶升高、胆红素及尿胆原增高、白蛋白与球蛋白的比例倒置等现象是脂肪性肝硬化患者肝功能检查中的表现。一旦演变为肝硬化后,即使再作积极治疗也很难使肝脏恢复正常。从中医学角度讲,本病归属于"积聚"等范畴。《金匮翼·积聚统论》:"积聚之病,非独痰食气血,即风寒外感亦能成之",揭示饮食不节、情志失调、内生痰湿、邪气留着不去是也。本病的发生乃肝脾功能失调所致,其病机特点为:其本在脾,其标在肝。脾运不健,痰湿内生,阻于肌肤,则出现虚浮肥胖之体;痰浊为害,循经流注,无处不到,流于血脉,则留脂为害;上犯巅顶,则头晕、头痛、中风;痹阻心脉,则胸痛、心悸。本病没有统一的辨证分型,大体可分为肝郁气滞型、肝郁脾虚型、痰湿内阻型、湿热内蕴型、痰瘀内结型、肝肾阴虚型。中医治疗应遵循《素问·至真要大论》"坚者消之"、"结者散之,留者攻之"、"逸者行之"、"衰者补之"、"容者除之"法则,虚则补之、实则泻之。临证须在辨证基础上结合具体情况灵活运用,其中疏肝理气、活血化瘀、祛湿化痰、健脾补肾等为基本治法。

　　脂肪性肝硬化患者在治疗过程中,不能病急乱投医,必须到正规医院治疗和随访,同时要注意合理饮食和适度运动。

✚【养生指导】

　　非酒精性肝硬化的养生防治原则:适度减肥,合理营养,防止病情进一步加重。

一、发病前预防

　　脂肪性肝硬化是发生在脂肪肝基础上,所以有脂肪肝的患者,要及早干预和治疗,改变不良的生活方式,以防疾病进展至肝硬化。

1. 食疗

　　1) 脂肪肝患者要少食脂肪含量高的食物　脂肪肝患者肝脏功能大受影响,其排除毒素、净化血液和排除废物功能大减,过多摄入脂肪,会加重肝脏的负担,可以选择摄入一定的蛋白质,补充蛋白质有助于改善肝功能,也可适量吃些少油的豆制品。脂肪含量多的食物包括肥肉和油炸等食品,应该少食或不食,争取给肝脏一定的休息调整时间。

2)脂肪肝患者要禁酒　喝酒只会加速肝脏恶化进程,一个受伤的肝脏处理酒精的能力极差。

2. 体疗

肥胖患者要加强运动,合理饮食,在医生指导下减肥,并预防相关心脑血管疾病及代谢紊乱,以免加重脂肪肝,促进脂肪肝向肝硬化发展。饮食控制至关重要,因为通过控制食物的摄入肝脏内的脂肪会随着身体的脂肪一起减少,可减轻肝脏的负担,但也要注意合理饮食,荤素搭配,并不主张素食。同时也要积极适度锻炼,经常进行有氧活动,也是预防脂肪性肝硬化的好方法。

3. 药疗

用药要规范,不要盲目用药,反而加重脂肪肝。须去正规医院找专业医生治疗。

4. 心理调治

逸情者,多生痰浊。多食少动,懒思嗜卧,日久为习的生活方式是导致脂肪肝的主要因素。就诊时应鼓励患者树立战胜疾病的信心,以坚强的意志去克服恶习;另外,应鼓励患者积极参加社交活动,并以舒畅的心情、旺盛的斗志参加工作,从而达到理想的治疗效果。

二、发病后养护

脂肪性肝硬化患者要补充维生素,可以多食新鲜蔬菜和适量的水果,特别注意补充 B 族维生素和维生素 A、维生素 C。补充蛋白质以容易消化为宜,食用瘦肉、鱼类、蛋清及新鲜蔬菜等富含亲脂性物质的膳食,有助于肝内脂肪消退,因此应坚持长期合理的饮食。蛋白质、脂肪和糖类能提供能量,其需要量与年龄、性别和工种等因素有关。过高的能量摄入可使人的体重增加、脂肪合成增多,从而导致肝脏细胞脂肪变性向肝硬化的发展,使疾病更趋严重。

保持大便通畅,减少氨的积聚,防止肝性脑病的发生。一旦发生并发症,参照肝硬化并发症处理。同时戒酒戒烟,调畅情志,运动则不宜操之过急。

胆汁性肝硬化

【疾病概况】

胆汁性肝硬化(biliary cirrhosis)是由于长期肝内胆汁淤积,或肝外胆道梗阻导致的肝硬化。

导致肝内慢性胆汁淤积的疾病包括各类病毒性肝炎、药物性肝炎、自身免疫性肝病等引起的肝脏炎症,肝纤维化日久导致的肝硬化。其中原发性胆汁性肝硬化(primary biliary cirrhosis, PBC)是以血清中高度特异性抗线粒体抗体(AMAs)的存在以及渐进性肝内胆管的破坏为特征,导致慢性胆汁淤积、肝门炎症、肝纤维化,最终出现肝硬化甚至肝衰竭的自身免疫性肝脏疾病。在疾病早期主要表现为肝内小胆管的炎症和破坏,导致胆汁排泄障碍,出现淤胆性的生物化学和临床改变。本病以女性为多,50~60岁是高发年龄段。

先天性肝外胆道闭塞或缺如、胆总管结石、胆囊切除术后胆管狭窄、胰头癌、壶腹癌以及胰腺囊肿等疾病,均可引起肝外胆管长期梗阻导致胆汁性肝硬化的发生,因此又称肝外梗阻性胆汁性肝硬化(extrahepaticobstructive biliary cirrhosis)。

肝内胆汁性肝硬化患者早期无明显症状表现,随病情发展逐渐出现瘙痒、疲劳、黄疸、乏力、腹痛等表现。体格检查可发现蜘蛛痣、肝掌、肝大质硬、脾大,内镜检查发现食管静脉曲张或伴破裂出血等门静脉高压表现。

　　肝外梗阻性胆汁性肝硬化,由于发病年龄段的不同,发生的疾病也不尽相同,发病年龄最小的是先天性胆道闭锁,中年多由于胆总管结石,老年多由于肿瘤。本病的发生一定有原发疾病的存在,故除肝硬化临床表现外,尚伴随原发疾病的各种症状、体征。本病的疗效取决于原发疾病的治疗效果,有痊愈的可能性,但必须尽早治愈原发疾病,如结石、肿瘤等,及时进行手术治疗,则预后良好。不能施行手术治疗的病例,则可参照其他原因引起肝硬化的内科治疗方法。

　　从中医角度,根据病程的不同阶段胆汁性肝硬化分别归属于"黄疸"、"胁痛"、"鼓胀"、"皮肤瘙痒"等范畴。历代中医古籍中对此描述颇多。对其中医辨证和治法,历代医家各有己见。但对于瘀血致原发性胆汁性肝硬化,很多医家有一定的共识,活血化瘀法在治疗胆汁性肝硬化中是主要的治疗方法。

　　至于肝主藏血、司疏泄,以血为体,以气为用,故曰体阴而用阳。肝与其他内脏一样,阴阳气血俱全。研究发现,原发性胆汁性肝硬化患者由于肝郁耗气、年老体弱、用药不当、饮食内伤等原因而损耗肝气,肝之精气不足,功能减弱,致升发无力,使得肝"体"亏损而致肝气虚,肝"用"不足而致瘀血。表现为胸胁虚闷或坠胀、懈怠、抑郁、胆怯、头痛麻木、四肢不温等。病程迁延日久,虚又致瘀,瘀血阻碍气机,虚瘀胶着,互为因果。因此患者又会出现肝掌、蜘蛛痣、肌肤甲错、肝脾大和面色黧黑(或暗黑)、皮肤瘙痒等瘀血表现。因此我们总结出原发性胆汁性肝硬化患者的病机特征是临床前期存在肝气虚的征象,进入临床期则以气虚血瘀为主,晚期则主要表现为肝血瘀证,因此在治疗上补虚化瘀是主要的治疗大法。

【养生指导】

　　胆汁性肝硬化的养生指导原则:发病前积极预防,发病后及

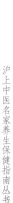

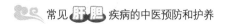

早治疗,防止病情进一步加重。

一、发病前预防

重视天人相应与环境护理。环境因素包括自然环境和社会环境。环境因素对人的情志、代谢、免疫等具有较大影响。中医向来主张"不治已病治未病",也就是说要通过调整生活方式达到预防疾病发生,防止疾病进一步发展的目的。"天人相应",指人体与大自然有相似的方面或相似的变化。《灵枢·邪客》:"此人与天地相应者也"。因此,在预防疾病及诊治疾病时,应注意自然环境及阴阳四时气候等诸因素对健康与疾病的关系及其影响。无论生活、饮食、起居,都应与一年四季春生、夏长、秋收、冬藏保持一致;气候的轮换、景色的更迭、秀丽的风景常使人心旷神怡,因此鼓励大家适应并欣赏环境。春季是肝病的高发季节,中医学认为春季与肝有五行对应关系,因此,既往得过肝病的患者在春季尤其要注意生活调养,包括身体和精神的调养,结合肝脏的生理特性,以减少肝病的复发,促进康复。

二、发病后养护

1. 积极治疗

对胆汁性肝硬化,不要存在侥幸心理,经确诊的患者要积极进行治疗,查找病因,配合中西医结合治疗,可以取得较好的效果。

2. 药膳与饮食

肝脏受到损伤后,其合成和分解肝糖原的功能大大减低,因此患者要减少糖类(碳水化合物)的摄入以降低肝脏负担;已经发展到晚期肝硬化的患者,饮食要清淡、质软而富含营养。由于肝硬化患者各种病理变化会导致其容易并发上消化道出血,所以绝对禁忌食用不易消化甚至质硬的食物,如馅食、粗粮、鱼刺、骨头等。另外,生冷、辛辣、黏滑等食物也应禁忌。同时由于肝脏合成白蛋白的功能下降,所以要多摄入优质蛋白质,如瘦肉、奶制品、蛋类等。对于男性患者,要格外叮嘱其忌酒,以减轻酒精对肝脏的损害,少喝各种饮料,可喝热茶。

杞子南枣煲鸡蛋,制作时取南枣6枚,枸杞9克,鸡蛋1只。将枸杞、南枣洗净后加水适量,文火炖1小时后打入鸡蛋,再煮片刻,做成水包蛋。适合于胆汁性肝硬化肝肾阴虚的患者食用。

3. 情志与运动

中医学认为,情志波动对脏腑功能有直接影响。如暴怒伤肝,忧思伤脾,惊恐伤肾,怒则气上,思则气结,恐则气下,惊则气乱等。因此思虑、忧伤、惊恐等情绪变化对机体影响很大,故应避免。

患胆汁性肝硬化后,保持良好的心态是康复的关键。学会疏导不良情绪,必要时可求助心理医生。至于运动则根据病情,听取医生意见后合理实施。

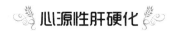

心源性肝硬化

【疾病概况】

心源性肝硬化又称淤血性肝硬化,是风湿性心脏瓣膜病、慢性缩窄性心包炎、高血压性心脏病、缺血性心脏病、肺源性心脏病、先天性心脏病等造成下腔静脉血回心受阻而导致的肝脏淤血。

在所有可能引起肝脏淤血的心脏疾病中,风湿性心脏瓣膜病居心源性肝硬化的首位,有4%～12%的患者并发心源性肝硬化,是心源性肝硬化的主要原因,而心源性肝硬化患者中约50%由风湿性心脏瓣膜病引起。本病可以引起充血性心力衰竭,届时右心房及右心室压力增高,影响肝静脉血液回流而引起肝淤血渐至肝硬化。

沪上中医名家养生保健指南丛书

除此之外,心源性肝硬化还可以由其他心脏疾病引起。当慢性缩窄性心包炎时,肥厚的心包压迫心脏,极大地限制了心脏舒张期充盈,致使右心室舒张末期压力及右心房压力均增高,产生肝静脉血流受阻,肝静脉压力持续增高,肝脏中央肝窦扩张、淤血、出血,以致肝细胞缺氧及坏死,中央区网状纤维组织增生,渐至肝硬化的发生。

右心衰竭者,也可致肝静脉血流受阻,肝脏淤血而导致肝硬化。最常见导致右心衰竭的疾病有高血压性、冠状动脉粥样硬化性、肺源性、先天性心脏病等。

临床上心脏疾病的严重程度,如充血性心力衰竭的严重程度与肝细胞坏死程度,无绝对相关性。患者最终多死于心血管疾病,所以肝脏以弥漫性病变为主,大面积广泛再生结节者少见。

心源性肝硬化的临床表现和其他类型肝硬化基本相同,还可合并原有心脏疾病的表现。在心源性肝硬化早期,肝脏淤血性肿大伴压痛,肝颈静脉反流征阳性。随着肝细胞受损的加重,可出现轻至中度黄疸。在疾病晚期可有腹水出现,但并非本病的可靠体征,因为在心源性肝硬化形成前,充血性心力衰竭,尤其是慢性右心衰竭和缩窄性心包炎时,可以出现腹水。本病属于中医学"水臌"、"鼓胀"、"癥瘕"、"积聚"的范畴,辨证属于瘀血阻络、肝肾阴虚,后期多为脾肾阳虚证。

✚【养生指导】

心源性肝硬化的养生指导原则:积极治疗原有心脏疾病,发病后及早治疗,重视调养,防止病情进一步加重。

发病前预防

积极治疗原有心脏疾病,预防疾病发生。

二、发病后养护

1. 生活调摄

1）注意大便情况　避免大便干结、保持大便通畅，可以预防腹压增高诱发的食管静脉曲张破裂出血，同时还有利于肠道排毒，避免肝性脑病、腹腔感染等情况发生。注意观察大便颜色，若大便呈柏油样，应考虑上消化道出血的可能，及时就诊。

2）注意行为改变　患者出现性格突然改变、睡眠颠倒、计算能力降低、记忆力减退等情况，应怀疑肝性脑病，要及时就诊。

3）注意观察尿量　如果尿量明显减少，应及时就诊，警惕腹水、胸腔积液的发生。

4）适时加减衣服　平时多注意天气变化，及时增减衣物，预防感冒，以防感染加重肝病进展。

5）合理使用药物　避免应用肝毒性药物，以防发生肝衰竭。避免应用加重心脏负担的药物。

2. 饮食忌宜

(1) 饮食的量要控制

肝硬化时肝脏代谢、解毒功能降低，切记不能暴饮暴食（尤其勿大量进食高蛋白食物），以预防肝性脑病发生。病后大补，对于肝硬化患者而言有害而无利，一定要合理饮食，而不是不加选择地胡吃海喝，具体参见"肝炎后肝硬化"。

(2) 饮食原则

一般应当食用适量蛋白质、维生素、少量脂肪且容易消化的饮食。少食多餐，营养均衡。有腹水的患者饮食应当少盐或无盐，并且限制进水量，一般每日不超过 1 000 毫升。肝硬化患者应绝对禁酒。

(3) 食物选择

1) 新鲜、细嫩和易消化的食物，去刺去骨的鱼类及奶类、蛋类、豆制品、纤维少的蔬菜与水果,禁食煎炸食物及花生、核桃、瓜子等食物。不吃韭菜、黄豆等胀气及热性的食物,禁用辣椒、芥末、胡椒、咖啡等有刺激性的调味品。同时顾及兼证,如患者凝血功能差、脾功能亢进,可吃些富含胶质的食物,如肉皮冻、炖蹄筋、海参等,但要注意摄入量,切忌过食。如患者有贫血,可选用肝泥、菜泥、枣泥、桂圆、小豆粥等含铁多的食物。

2) 软食 食物必须充分煮烂或炖酥,养成细嚼慢咽的习惯,尤其有食管或胃底静脉曲张的患者,更应如此。

3) 补充适量维生素 适量吃一些纤维少、新鲜的蔬菜和水果,新鲜蔬菜和水果中含有丰富的维生素、矿物质、微量元素是肝硬化患者每日必须摄入的营养物质。

4) 避免卧位进食 在正常选择食物的同时,进食的体位也非常重要,尽可能避免卧位进食,以减少因食管内食物潴留而导致食管过度扩展。

(4) 食谱

早餐:菜粥(大米 75 克),炖蛋 50 克(蛋 1 只),面包 15 克。

加餐:脱脂牛奶 200 毫升或酸奶。

午餐:烂面条或烂饭(100 克),肉(鸭、鸽子、兔、牛)40 克,碎嫩小白菜叶 100 克。

加餐:自榨果汁或蔬菜汁 200 毫升。

晚餐:烂面条或烂饭(100 克),去鱼刺清蒸鱼块 100 克或河虾。

3. 情志调适

忌发怒忧愁。中医学认为发怒伤肝,心平气和有利康复。正确对待病情,心胸豁达,积极面对,使肝脏在心平气和中得以调养。

4. 运动保健

劳逸结合,适当休息。生活起居须规律,保证充足的睡眠,注意节制性生活,适当参加一些力所能及的轻微活动,傍晚可以外出散步活动。避免剧烈运动、熬夜,切忌过度劳累,长期监测心功能。一旦病情有所发展,必须卧床休息,并积极去医院进行治疗。

心源性肝硬化是一种常见的肝脏疾病,给患者的健康造成极大的影响,严重者甚至危及生命。对待心源性肝硬化除了及时进行有效的治疗以外,患者还应注意饮食调摄,这样才有利于控制病情,争取早日康复。

5. 酌情药膳调治

1)荷叶鸭子汤　荷叶 50 克,鲜鸭肉 500 克,薏苡仁 100 克。将鲜鸭肉洗净切碎成块,同薏苡仁荷叶放在一起,加水煮至肉烂。具有利尿,消肿,补血行水的功效。

2)冬笋香菇汤　冬笋 200 克,香菇 60 克。冬笋剥去外壳,洗净切丝,煮熟,香菇切片,两者同放入锅内翻炒,再加入汤、调料煮沸即可。适用于乏力、纳差、腹胀等,有健脾疏肝的功效。

第四节　肝硬化常见并发症

肝内胆汁淤积

 【疾病概况】

胆汁形成是肝脏特有的重要功能,胆汁内的胆汁酸、脂质、微量蛋白等均由肝脏合成,经细胞转运至毛细胆管内分泌。

胆汁淤积(cholestasis,CS)是一种因胆汁形成障碍而引发的临床综合征。可以是分泌或排泄障碍,导致胆汁不能正常地流入十二指肠,从而反流入血液循环中。临床上常表现为黄疸、瘙痒、尿色深、粪色变浅和黄斑瘤等,实验室检查可出现肝功能异常,包括血清 ALT 和 AST、血清胆红素、碱性磷酸酶(ALP)、5-核苷酸酶和γ-谷氨酰转肽酶(GGT)升高,慢性胆汁淤积常出现总胆固醇水平升高。

肝内胆汁淤积症(intrahepatio cholestasis，IHC)是一种以部分或完全性胆汁淤滞为特征的综合征，是指任何病因引起肝细胞和(或)毛细胆管胆汁分泌功能障碍，或由肝内小胆管弥漫性梗阻所致。根据病因不同分为原发性和继发性，包括肝细胞性、药物性、妊娠性、良性术后、良性复发性肝内胆汁淤积、肝内胆管消失综合征、急性或慢性移植物抗宿主疾病、新生儿胆汁淤积、全胃肠外营养等。其中，对于妊娠期肝内胆汁淤积的研究相对多些。但是无论哪一类型，黄疸为本病的主要临床表现。其发病机制尚不十分清楚，可能与内毒素、雌激素、全肠外营养因素、药物性因素及自身免疫因素有关。

治疗根本途径为针对病因治疗，如停止使用引起胆汁淤积的药物、戒酒、治疗原发的肝病、抗感染等，也可进行手术治疗，包括内镜介入治疗和外科手术治疗如肝移植等。

目前临床上常用的药物熊去氧胆酸(UDCA)对一些胆汁淤积性疾病有较好的疗效，主要用于原发性胆汁性肝硬化和原发性硬化性胆管炎，也可用于妊娠期肝内胆汁淤积、静脉高能营养所致的胆汁淤积、囊性纤维化等疾病。皮质激素短期应用于药物性肝内胆汁淤积也有一定的作用。临床上也可联合应用 UDCA 和糖皮质激素(如泼尼松龙和布地奈德)。也有报道，多烯磷脂酰胆碱和 S-腺苷蛋氨酸对肝内胆汁淤积有一定疗效。

肝内胆汁淤积属中医学"黄疸"的范畴，是以面、目、肌肤熏黄，小便黄赤为特征的疾患。现代研究发现胆汁淤积的中医药治疗偏向于清热利湿、凉血活血等。

✚【养生指导】

肝内胆汁淤积的养生指导原则：积极治疗原有疾病，发病后重视调养，促进病情的好转。

一、发病前预防

本病病因涉及内容较多且作用机制不明确,为了预防肝内胆汁淤积的发生,包括治疗原发的肝细胞损伤、不滥用药物、感染及时治疗等方面。当然妊娠性、良性术后、良性复发性肝内胆汁淤积、肝内胆管消失综合征、急性或慢性移植物抗宿主疾病、新生儿胆汁淤积、全胃肠外营养等,均要及时就诊治疗。

二、发病后养护

1. 积极治疗

胆汁淤积症的病因很复杂,因此不同原因导致的胆汁淤积症有着不同处理方法。

对于怀疑患有妊娠期肝内胆汁淤积症(ICP)的孕妇,应该首先去专科医院确诊。因其主要症状是皮肤瘙痒,尤其是在夜间容易加重,从而导致疲劳和失眠,部分孕妇甚至出现黄疸,需要用药治疗。需要注意的是,孕妇如果患有胆汁淤积症,胎儿在子宫内容易缺氧,营养也不容易吸收,导致胎儿的死亡率升高。所以孕妇平时还应注意自己的食物,减少乳制品、油炸和脂肪类食物的摄入量,减轻肝脏的负担,穿着宽松、轻便的棉质衣物,做好每日的胎心监护,吸氧,尽量休息放松。在分娩后1、2周内,瘙痒症状就会消失。

对于药物所导致的胆汁淤积,首先停用导致胆汁淤积的药物,同时服用针对胆汁淤积的药物,比如熊去氧胆酸等进行对症性治疗。

2. 饮食禁忌

古人强调"春月少酸宜食甘"、"禁吃热物"。意思是说在春天应当多食一些清淡甘甜、易消化的食物,禁食辛热酸辣之品。而瘦肉、鱼类、新鲜蔬菜、水果等富含蛋白质、维生素的食物,则

沪上中医名家养生保健指南丛书

有利于肝细胞的代谢和修复。注意饮食卫生，少食油腻，忌酒，尽量减少肝脏不必要的负担。虽然肝脏修复需要营养，但甲鱼不能吃，由于肝病时胃黏膜水肿、小肠绒毛变粗变短、胆汁分泌失常等原因，其消化吸收功能大大减弱。甲鱼含有丰富的蛋白质，肝炎患者食后，不仅难以吸收，而且会加重肝脏负担，使食物在肠道中腐败，造成腹胀、恶心呕吐、消化不良等现象；严重时，因肝细胞大量坏死，血清胆红素剧增，体内有毒的血氨难以排出，会使病情迅速恶化，诱发肝性脑病，甚至死亡。因此不宜食用甲鱼。

3. 调整心态

良好的心态是康复的关键。得病以后，人的心理会发生很多变化。脆弱、急躁的情绪往往不由而生，加之需要面对的是一种难以治愈的疾病，可能还会感到绝望。容易以自我为中心，过度要求医护人员或家属去做某些事情，自制能力减弱。诊断和治疗程序也会引起痛苦与不适，这些都需要与患者做好解释工作。本病需改变不良的行为或生活习惯，这对许多患者的意志是一种挑战。

中医学向来主张"不治已病治未病"，即通过调整生活方式达到预防疾病发生、防止疾病进一步发展的目的。春季是肝病的高发季节，中医学认为春季与肝有五行对应关系，因此，肝病患者在春季尤其要注意生活调养，包括身体和精神的调养，结合肝脏的生理特性，以减少肝病的复发，促进康复。

门静脉高压症

➕ 【疾病概况】

门静脉高压症是指由门静脉系统压力升高所引起的一系列临床表现。是各种原因所致门静脉血液循环障碍的临床综合表现，是一个临床病症，而不是一种单一的疾病。所有造成门静脉血流障碍和(或)血流量增加,均能引起门静脉高压症。历代医家对本病没有专门论述,但在"鼓胀"、"积聚"、"血证"等章节中对门静脉高压的症状常有所描述。

门静脉高压症多有肝硬化的病史,其主要表现为侧支循环的建立和开放、脾大和脾功能亢进以及腹水等三大临床表现,其他尚有蜘蛛痣、肝掌和肝功能减退的表现。门静脉高压症主要的并发症有肝性脑病、上消化道出血等。

门静脉高压症尚无统一的中医辨证分型和诊断标准,医家多根据其临床特点及辨证经验加以分型论治。本病可分成肝脾血瘀型、脾肾阳虚型、肝肾阴虚型、血热妄行型与气衰血脱型。后二型患者伴有上消化道出血,病情多危重,需采用补液、输血、抗休克、止血,甚至外科手术等综合措施进行抢救,中药一般适用于出血基本控制、病情趋向稳定的患者,也可从三腔管内注入中药作为辅助治疗。

门静脉高压症的治疗涉及药物、内镜、介入、外科治疗等多个方面。药物的治疗主要选择非选择性β-受体阻滞剂、硝酸盐类药物。内镜治疗主要用于食管胃底静脉曲张的患者,包括内镜下注射硬化剂和内镜下曲张静脉套扎。介入主要涉及经颈静脉肝内门体分流术和脾动脉部分栓塞术。外科治疗主要针对并发症进行治疗,尤其是食管胃底静脉曲张有上消化道出血者应积极采取手术治疗,至于出现脾大、脾功能亢进以及腹水等表现时,在严格的内科治疗无效时,也可考虑外科治疗。

✚【养生指导】

门静脉高压症的养生指导原则:防治原发疾病和相关危险因素、饮食调整和药物辅助治疗,以及并发症的防治等方面。既病防变,早期的综合干预,可以明显改善病情,防治疾病进展,对预后有影响。

沪上中医名家养生保健指南丛书

一、发病前预防

1. 注意既往疾病

门静脉高压症的患者既往常有病毒性肝炎、酒精性肝病、血吸虫病史、心脏病史，以及服用雌激素、非甾体类抗炎药物、营养不良及肝胆疾病家族史等，这些引起门静脉高压症的病史均是发病前需要预防的。

2. 增强体质

病毒性肝炎患者应增强机体抵抗力，减少各种诱发因素。如保证足够的睡眠时间、良好的睡眠质量，减少体力的消耗，预防感冒，戒烟，避免诱发慢性肝炎，减慢肝硬化的发生速度。对于酒精性肝病患者而言，立刻戒酒，防止病情进一步加重；增强抵抗力，杜绝其他肝病的发生。对于需要服用抗结核药、降血脂药、抗生素、肿瘤化疗药、解热镇痛药、安眠药等的患者遵照医嘱服药，千万别道听途说，乱吃药或者吃偏方草药。定期随访，预防肝功能损害的发生。积极预防这些可能引起肝硬化的病因是预防门静脉高压症的关键。

3. 心理调节

保持良好的精神状态和积极向上的思想有助于机体的协调发展，有利于身心健康，对预防疾病本身有良好的心理调节作用。

二、发病后养护

1. 饮食调养

门静脉高压症的饮食必须养成规律进食习惯、少食多餐，忌暴饮暴食，饮食宜清淡，盐要少吃。肝功能损害较轻者，可酌情摄取优质高蛋白饮食；肝功能严重受损及分流术后患者，限制蛋白质的摄入，以免诱发肝性脑病；有腹水患者限制水和钠的摄入，少量多餐。进食一些五谷粗粮、瓜果蔬菜等，但食物宜去渣煮软食,最好打碎,避免粗糙、干硬、刺激性食物刮到食管和胃底暴露的血管,诱发大出血。莲藕、山药、莲子有养脾胃的作用,经常食用有好处。"虚则补之,药以祛之,食以随之"。合理的营养饮食可以提高人体预防疾病的能力,促进疾病的康复。保持大便通畅,少食多餐,避免粗硬食物,禁烟禁酒,以有利于肝脏休息,减轻肝脏负担。

2. 情志调养

中医学认为恼怒伤肝,恼怒时人体肾上腺素分泌会出现异常,从而影响肝脏,使疾病迁延,日久不愈,甚至加重病情。忧思伤脾,久病致郁,肝脾失调,使患者的症状加重。对于门静脉高压症这种处于多种疾病终末期的患者,因此平时应保持乐观、稳定的心理状态,对自身的疾病有一个正确的认识,树立战胜疾病的信心,避免精神紧张、抑郁等不良情绪影响身心健康。只有拥有积极的生活态度、宽广的胸怀、愉悦的心情,才更有利于疾病的早日康复。

3. 活动指导

中医学认为肝藏血,宜养肝血,避免劳累和过度活动,保证充分休息。因为静卧时肝脏的藏血量增加,可以减轻肝脏的损伤,有利于肝脏自身的修复。过度的劳累(包括体力劳动、脑力劳动及房劳等),会加重患者的病情,不利于疾病的康复。恢复期的患者不可过度疲劳,要保持充足的睡眠和休息时间。休息1~2个月后无不适,可以慢慢恢复到正常的工作和生活状态,适度参加体育锻炼。一旦出现头晕、心慌、出汗等症状,应卧床休息,逐步增加活动量。同时避免一些引起腹内压增高的因素,如咳嗽、打喷嚏、用力大便、提举重物等,以免诱发曲张静脉破裂出血。注意用软牙刷刷牙,避免牙龈出血,防止外伤。可每日坚持敲打大腿外侧(即胆经)100下以上来养生保健。

4. 定期随访

如长期口服非选择性β-受体阻滞剂,应监测心率不少于每

沪上中医名家养生保健指南丛书

分钟 60 次,保持原剂量;如心率低于每分钟 60 次时要减量,并在专科医生的指导下,定期监测肝功能、与原发病相关的其他指标、胃镜及 B 超等。

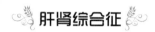

肝肾综合征

➕【疾病概况】

肝肾综合征(HRS)是慢性肝病患者出现进展性肝衰竭和门静脉高压时,以肾功能不全、内源性血管活性物质异常和动脉循环血流动力学改变为特征的一组临床综合征。当然也可发生在急性肝衰竭的发病过程中。

肝肾综合征不同于慢性肾病,患者往往原先肾功能完全正常,出现氮质血症和少尿的进程较缓慢,可于数月、数周内出现肾衰竭,但也可于数日内迅速出现,表现为进行性及严重的少尿或无尿及氮质血症,并有低钠血症和低钾血症,严重无尿或少尿者亦可呈高钾血症,甚至可因高血钾而致心脏骤停发生猝死。肾衰竭继发于肝病加重,偶尔也可同时出现,随肾衰竭出现,肝损害日益加重。针对肝病及其并发症的治疗、改善肝脏功能是肝肾综合征恢复的前提。

本病属中医学"膨胀"、"黄疸"、"血证"、"癃闭"的范畴。中医学认为病因主要由于酒食不节,情志所伤,劳欲过度,疫毒侵犯,导致肝、脾、肾三脏功能失调,导致气血瘀阻,水湿停聚,临症变化多端,症情交错,往往是虚实杂,虚实互见。

➕【养生指导】

肝病患者一旦并发肝肾综合征,后果非常严重。该病病死率高,因此早期预防具有相当重要的意义。患有肝硬化腹水的患者,如果细菌感染、利尿剂过度使用、放腹水量过大、上消化道出血等,都可诱发肾衰竭,最终导致肝肾综合征,因此应尽早、尽量采取预防措施避免该病发生。

一、发病前预防

1. 积极治疗原发肝脏疾病

肝肾综合征病情严重,有原发肝脏疾病的患者应及早采取各种有效措施以改善肝功能,杜绝诱发该病发生的可能因素,平时加强营养,戒酒,禁止使用对肝脏有害的药物,早期治疗各类肝病,防止肝病进一步发展,最终发生肝肾综合征。

2. 预防疾病发展过程中的并发症

治疗过程中防止片面治疗而导致体循环血流动力学紊乱,包括使用利尿剂时应防止有效循环血容量的下降;腹腔穿刺放腹水时应注意扩容;电解质紊乱时应及早纠正;合并感染时应及早使用抗生素。治疗肝硬化时,应避免任何原因引起的有效血容量下降。如果出现血容量减少,可采用白蛋白、右旋糖酐、血浆、全血等扩容治疗。积极纠正肾脏血流动力学的异常,也可防止肝肾综合征的发生。

3. 饮食合理支持疗法

肝肾综合征患者日常饮食应有节制,少食多餐,饮食宜清淡易消化,禁止肥甘厚腻辛辣的食物。建议食用低蛋白、低盐、高能量的食物;纠正水、电解质及酸碱失衡;忌暴饮暴食,忌不良嗜好,如过量饮茶或酗酒,这些饮品容易引起过度兴奋,导致失眠,甚至中毒,加重病情。中医学认为,酒能助湿生热,大量饮酒后湿热内生,影响疾病的预后,甚至会使病情恶化。

4. 保持心情舒畅

情绪的变化能直接影响脏腑的生理功能,特别会影响肝脾肾的功能和全身气机,如《内经》上说的"暴怒伤肝,忧思伤脾,惊恐伤肾"等。因此,肝肾综合征的患者应保持乐观的情绪,避免情志方面的刺激,以保证气血流畅,防止病情迁延反复,甚至恶化。

沪上中医名家养生保健指南丛书

5. 生活起居劳逸结合

古书上说"人卧则血归于肝"、"房劳伤肾",因此保证充足的睡眠,避免劳累,节制或禁止性生活,注意天气变化也很重要。

发病后养护

1. 控制盐的摄入

不论哪种原因引起的肾病,如果出现水肿,必须限制食盐的摄入量。水肿明显时,应每日限制在 1 克以下,严重水肿患者要求无盐饮食。等尿蛋白量减少、水肿减轻后,食盐量可逐步增加,但也不应每日超过 5 克。低盐饮食的目的是减少人体内水、钠的潴留,使水肿消退,血压下降。

可能有的患者会说盐放少了吃饭没有味道,其实只要改变吃法,低盐饮食也不会太难吃,比如可以每日将 1~2 克盐(小号牙膏盖装满时约为 1 克)放在小碟里,不放在菜里,用菜蘸着吃。其他时候可以吃点甜食,这样一天的食盐摄入总量不变,但能尝到咸味,而且还可以刺激食欲。特别强调不能吃咸菜、榨菜等咸制品,也不能吃紫菜、菠菜、油菜、芹菜、茴香、萝卜、金针菜等。因为这些食物含钠量较高,多吃等于多增加了食盐量。

2. 控制钾的摄入

肾病患者尿量正常时,可以多吃青菜、水果,补充足够的维生素;如尿量减少,特别是每日少于 500 毫升时,就要选择性地进食蔬菜和水果。因为蔬菜、水果、谷类都是含钾比较丰富的食物,其中含钾较高的水果有橙子、西瓜、香蕉、枣、香瓜等;蔬菜中含钾较高的有菠菜、芹菜、胡萝卜、马铃薯等;菇类中蘑菇也含有钾离子。

肾病患者少尿时,血清中钾含量会升高,所以少尿阶段应少吃富含钾的食物。如果使用利尿剂后,血钾偏低,则可适当补充,比如喝鲜果汁,鲜果汁中含钾丰富。必要时也可以选择药物补钾。

肾病患者肾衰竭时,肾小球滤过率会下降,肾小管功能也会降低,出现钾代谢紊乱,不能及时将多余的钾排出体外,导致高钾血症。因此,应忌食钾离子含量过高的食物,体内钾离子过高,可促发心脏疾患,出现心动过缓、传导阻滞,甚至心搏骤停,危及生命。

3. 控制蛋白质的摄入

由于尿中蛋白质丢失较多,患者在肾功能尚佳时,血中非蛋白氮浓度不高,这时可以补充大量蛋白质。当肾功能不全时,伴有尿量减少,就不宜食用高蛋白质食品,以免诱发尿毒症。因此,海参、鳜鱼、鲮鱼、虎鱼、黑鱼等蛋白质含量较高的食物不宜多吃。

肾衰竭的患者,应该严格限制蛋白质的摄入。因蛋白质在体内可代谢产生一些含氮的废物,如尿素氮、肌酐等,并通过肾脏随尿排出。肾衰竭时,尿量减少,会影响废物的排泄,如果这些废物蓄积则容易发生尿毒症。所以火腿、鸽肉、鸭肉、田鸡肉、鹌鹑、雀肉等含蛋白质较高的肉类食物不宜多食。

4. 合理早餐配餐例示

1) 新鲜牛奶或藕粉 100 毫升,加麦淀粉饼干数块或面包 1~2 片、鸡蛋 1 个。

2) 粥一小碗(白粥、莲子粥、红枣粥)加鸡蛋,和伴面或馄饨或水饺(50~100 克)。

5. 运动保健

同部位的按摩有助于各脏的补养。

(1) 护肝

晚上双手叠放在心窝的位置,从上向下顺时针按摩(顺是补,逆是泄)5 圈。然后从中间由上向下平推 5 次,每 5 次为一组,每日做 10 组,做按摩时要集中注意力,不能东想西想,三心二意。

沪上中医名家养生保健指南丛书

（2）护肾

晚上泡脚的时候，可以用两手背搓腰。

（3）调脾胃胆

用拇指和示指捋双腿上的两条胫骨，上下都行。然后双手握拳，敲双侧的外裤线，那里是胆经循行的位置。

（4）捏肌

用双手捏脊柱上的皮，从下往上，从上而下，捏完后泡脚舒经活络。

6. 调养生息

自古以来，一天中有 24 个小时，一年有 12 个月，属象是 12 个属象，时辰是 12 个时辰，节气是 24 个节气，这都是有道理的。因为每 2 个小时是一个时辰，每个时辰恰好是每个工作的时间。

23 点至凌晨 1 点是胆工作的时间，属鼠。最好不要晚于这个时间段睡觉。夜里出现口干舌燥，晚上睡觉腿抽筋，这就是有病的症状。

凌晨 1 点至凌晨 3 点是肝工作的时候，属牛。脾气不好肝火旺，是牛脾气。夜间深度睡眠中肝脏才能得到很好的修复，可以排毒。

17 点至 19 点是肾工作的时候，属鸡。鸡吃石沙补钙强肾，所以晚饭可以喝黑豆粥补肾。

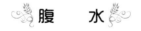

腹　　水

✚【疾病概况】

腹水仅是一种病证。导致腹水产生的病因很多，常见的有心血管疾病、腹膜疾病、肾脏疾病、营养障碍、恶性肿瘤等，当然也包括肝脏疾病。腹水的诊断除影像学检查外，主要依据腹部叩诊。

根据其性状特点通常分为漏出性和渗出性腹水两大类。漏出性腹水多为肝源性、心源性、静脉阻塞性、肾源性、营养缺乏性、乳糜性等；渗出性腹水多为自发性细菌性腹膜炎，继发性腹膜炎（包括癌性腹水），结核性、胰源性、胆汁性、乳糜性、真菌性腹膜炎等。

腹水患者除腹水的诊断外，还需结合原发疾病的症状、体征。心脏疾病引起的腹水还可伴见发绀、周围水肿、颈静脉怒张、心脏扩大、心前区震颤、肝脾大、心律失常、心瓣膜杂音等体征。肝脏疾病引起的腹水还可伴见面色晦暗或萎黄无光泽，皮肤巩膜黄染，面部、颈部或胸部可有蜘蛛痣或有肝掌，腹壁静脉曲张，肝脾大等体征。肾脏疾病引起的腹水还可伴见面色苍白、周围水肿等体征。面色潮红、发热、腹部压痛，腹壁有柔韧感可考虑结核性腹膜炎。消瘦、恶病质淋巴结大或腹部有肿块多为恶性肿瘤。

腹水属于中医学"鼓胀"的范畴，多由气滞、血瘀、脾虚失运、湿热蕴结等原因所致。临床腹水患者多见气滞血瘀证、脾虚气滞证、湿热蕴脾证、脾经热毒证、肝脾血瘀证、脾肾阳虚证、肝肾阴虚证等证型。

【养生指导】

腹水以解郁调气、软肝柔肝、健脾胃滋阴、利水为治疗法则。根据病程长短、病情轻重，辨证对因施治。总的宗旨以扶正为主，注重补气调中，以逐水为辅，兼以祛邪。增强机体抵抗力，减少各种诱发因素。不建议腹水患者多次抽水，以免大量的营养蛋白丢失，严重破坏免疫力。腹水患者抽水后，可采用西医营养支持疗法，同时结合中医健脾利湿，增强运化功能，减少腹水，使脏腑功能恢复，免疫功能提高。

一、发病前预防

1. 戒烟戒酒

酒内的乙醇经过代谢产生甲醛会伤害肝脏，肝硬化患者本身肝功能已有损害,此时再饮酒,会雪上加霜,加快病情的发展,还容易形成酒精肝。

2. 食用高蛋白、高维生素、高糖类和低脂肪的食物

高蛋白质、高维生素、高糖类的食物可以为患者提供充足的能量,补充体内所需的各种物质,减少肝脏的消耗,减轻肝脏的负担,增加肝细胞修复和再生的动力。食用低脂肪的食物既可以避免患者因食用过多脂肪而导致脂肪肝,又可以降低肝细胞的消耗,促使肝细胞的恢复。

3. 少盐饮食,少食多餐

肝硬化患者首先提倡少盐饮食,采取少量多餐的方法,减轻消化系统的负担。其次应严格限制水和钠的摄入量。因为体内水和钠如果过量滞留,容易出现腹水。如果肝硬化患者平时不重视的话,容易导致体内水和钠的过量潴留,引发腹水。

4. 食用质软、易消化的食物

肝硬化患者容易出现食管静脉受损或出血的症状,此时如果吃刺激性和较硬的食物,很容易出现食管静脉破裂,产生大出血,加重患者的病情。建议平时吃些易消化、质软、少辛辣、无刺激性的食物。

5. 改善生活习惯

肝硬化患者除了应注重日常的饮食,还应重视日常的休息,养成良好的作息习惯,适当参加运动,愉悦身心。还应及时到医院就诊,积极配合医生治疗,树立战胜疾病的信心,长期随访,预防其他的并发症的产生。

发病后养护

1. 养护原则

早期肝硬化腹水的患者病情及症状一般不是太明显,所以肝硬化腹水多采用综合疗法,即休息、营养为主,联合药物治疗,同时做好护理、养生。肝硬化腹水患者也需要三分药、七分养,

休息对于早期肝腹水患者来说也是一种非常重要的治疗方法，要重视。人体在卧床与站立时，肝脏中血流量是有明显差别的，前者比后者多 40% 以上。因此在肝硬化腹水早期，要减少体力消耗，降低肝脏负荷，增加肝脏的血流量。进入恢复期后，应动静结合，适当做些运动。比如可以散散步，晒晒太阳，打打太极拳等。但是也不能突然过量运动，应逐步增加运动量，以不疲劳为度。肝硬化腹水的患者每日要保证 10 小时以上的休息时间，餐后可以卧床休息 30 分钟到 1 小时。

2. 饮食调养

肝硬化腹水患者饮食要低盐、清淡、易消化、富有营养。腹水患者，尤其是低蛋白血症的患者，应该严格控制钠盐和水分的摄入量；当然，低盐饮食也适用于所有漏出性或渗出性腹水的患者，以可能多地将体内多余的水经肾脏排出体外。

腹水患者也可以适当补充些蛋白质、糖类以及多种维生素等，这些物质既可以提供营养，又可以改善肝脏解毒功能。其中，蛋白质是免疫物质的"原料"、人体重要的物质基础，它有利于促使受损的肝细胞修复、生长、更新，缩短病程，加快病情的恢复。因此可以适当吃一些蛋类、豆浆、牛奶、瘦肉、鱼汤等，但要控制一定的量。

3. 心理调适

中医常说"怒伤肝，忧思伤脾"，不良的情绪会影响肝脾正常生理功能，对肝硬化腹水也会有严重影响。而良好的心理环境则有利于腹水病情的恢复。所以既往有肝病的患者都应保持乐观心态，树立战胜疾病的信心，使心情愉快，以利于疾病好转。

4. 利尿药应用的注意点

利尿药可以加速水分从肾脏的排出，减轻腹水症状。但一般情况下应联合使用保钾和排钾利尿药，或者联合使用作用于肾脏不同部位的利尿药，这样既可以达到最佳的利尿效果，又不容易发生电解质紊乱，尤其可以防止出现血清钾离子的增高或

沪上中医名家养生保健指南丛书

降低。利尿药的种类与剂量因人而异,因腹水多少而异,因原发病而异。因此,并非利尿药的用量越大,腹水消退越明显,注意腹水消退以后要慢慢停药,以利巩固疗效。

5. 补充白蛋白或加速蛋白合成

因低蛋白血症引起血浆胶体渗透压降低的腹水患者,应该多进食一定的蛋白含量食物,同时适当通过静脉补充白蛋白,这样可以提高血浆胶体渗透压,利尿药的利尿作用可以更好地发挥,尿量也会明显增加。研究报道,肝病低蛋白血症所致腹水的患者,可采用重组人生长激素治疗,该药可促进肝细胞对蛋白质的合成,从而提高血清白蛋白的含量。

6. 针灸疗法

可以用温针或温灸太溪(足内侧,内踝后方,当内踝尖与跟腱之间的凹陷处)、三阴交(小腿内侧,当足内踝尖上3寸,胫骨内侧缘后方)、阴陵泉(小腿内侧,当胫骨内侧髁后下方凹陷处)、阳陵泉(小腿外侧,当腓骨头前下方凹陷处)等穴。

7. 中药外敷

用皮硝50克,清洁脐旁周围皮肤,将准备好中药皮硝棉垫敷于脐旁周围皮肤,胶布固定,干毛巾二层放置上面,用腹带固定,松紧合适,敷贴时间4小时。

8. 药膳调养

腹水患者可以根据自身的证型食用中药药膳养生保健。

1) 赤小豆鲤鱼汤　取鲤鱼1条(重约500克),赤小豆50克,茯苓50克,薏苡仁30克,白术10克,荷叶梗10克,甘草6克。鲤鱼去鳞、鳃,剖腹去内脏,洗净,滤干,切成薄片。赤小豆、薏苡仁除去杂质,洗净,倒入大砂锅内,加冷水浸没,约半小时。先用旺火将赤小豆汤烧开,再改用小火煮1小时,倒入鲤鱼块,加入茯苓、白术、荷叶梗、甘草、黄酒1匙、生姜3片,继续慢炖1小时,至鱼、豆均酥烂时,离火即可。适用于脾虚湿盛型患者。

2）黑豆麻鸭汤 麻鸭半只（重约 250 克），黑豆 250 克，茯苓 50 克，枸杞 15 克。麻鸭剖腹去内脏，洗净，滤干，切成小块状。一起倒入大砂锅内，先用旺火烧开半小时，后改小火并放入黄酒 1 匙、生姜 3 片慢炖 1 小时，去渣取汤 200 毫升，适用于脾肾阳虚型患者。

9. 穴位敷贴

敷贴前清洁皮肤，擦干汗液，贴敷在神阙穴（在腹中部，脐中央），充分暴露穴位；用记号笔做好标记。敷贴期间（整个伏天）避免游泳、球类等剧烈体育运动，避免出汗，忌食生冷及辛辣食物。穴位敷贴后 1～2 小时即可自行揭取丢弃，敷贴一般不宜超过 24 小时。敷贴结束后，如果局部有红肿、灼热、疼痛、瘙痒、发泡，甚至有分泌物等现象都是正常反应，不必惊慌。对医用胶布过敏者慎用，创伤性皮肤、孕妇禁用，出现过敏现象者停用。15日为 1 个疗程。

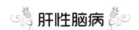

肝性脑病

➕【疾病概况】

肝性脑病（hepatic encephalopathy，HE）又称肝昏迷（hepatic coma），是由严重肝病引起的，以代谢紊乱为基础、中枢神经系统功能失调的综合征，其主要临床表现是意识障碍、行为失常和昏迷。

肝性脑病患者的预后极差，其发病机制有不同的假说，但由于其病情的多变性和复杂性，尚没有一种理论能够满意解释肝脏异常、神经系统紊乱和临床表现之间的相互关系。本病属中医学"鼓胀"、"神昏"的范畴，多由于湿热、痰浊、瘀血、肝风等邪浊之气内生，浊气上阻脑窍，蒙蔽心窍。鼓胀形成，肝、脾、肾功能失调是关键。

保留灌肠能改善胃肠黏膜血液循环，保护胃肠黏膜屏障，防

沪上中医名家养生保健指南丛书

止肠腔中细菌、毒素进入血液循环。此外穴位贴敷药物取穴于肝俞、关元、三阴交可以通过药物对机体特定部位的刺激，调整阴阳平衡，改善和增强机体的免疫力，还可以使药物透过皮肤，进入血液循环。

对重症肝病患者，有肝性脑病前驱表现或已发生肝性脑病的患者，应及早、及时分析其原因，给予护理干预，尽快消除诱发因素，及时对症治疗，对预防肝性脑病，减轻病情，及早恢复意识具有重要意义。

✚【养生指导】

肝性脑病发病凶险，病情严重，因此在发病前要积极预防，发病后要及早治疗，注意护理，防止并发症。

◤ 发病前预防

1. 针对诱因实施护理对策

饮食调理是预防肝性脑病的重要环节。反复向患者及家属进行饮食宣教，避免各种诱发因素。指导食管静脉曲张的患者进食软食、流质、半流质，少量多餐，细嚼慢咽，勿进食冷、硬、酸辣刺激性食物，勿进食带刺及骨渣等食物。一旦发生出血立即配合医师给予有效的止血措施，嘱患者卧床休息，暂禁食。

控制蛋白质摄入量。高蛋白饮食可使肠道产氨较多，血氨升高，诱发肝性脑病。既往有肝病的人群建议日常饮食以米、面为主，限制蛋白质摄入量，减轻肝脏负担。

2. 情志疏导

《黄帝内经》说："恬淡虚无，真气从之；精神内守，病安从来？"轻度肝性脑病患者，由于其病情重，病程长，患者多有抑郁悲观情绪。应积极开导患者，教育其正确对待自身的疾病，鼓励患者保持乐观积极的心态。关心体贴患者，消除患者紧张情绪，树立战胜疾病的信心，积极配合治疗。

二、发病后养护

1. 饮食调养

肝性脑病患者的饮食应合理化,保证能量摄入,以清淡低盐、低蛋白、高维生素、适量脂肪为原则,及时指导患者及家属减少蛋白质的摄入,不能进食大量肉类、蛋类、牛奶等富含蛋白质的制品,以减少氨的来源,控制肝性脑病的诱发。对已出现神经系统症状的肝性脑病患者,禁食蛋白质,给予高糖类及高维生素饮食,以补充机体所需的能量。待病情稳定后再逐步增加蛋白质的摄入量。

2. 保持大便通畅

保持大便通畅、酸化肠道亦是防治肝性脑病的重要措施之一。指导患者多进食蔬菜、水果,适度活动,以保持大便通畅。对便秘者,进食香蕉等水果,或可口服或鼻饲 25%～33% 硫酸镁 20～30 毫升或乳果糖每次 15 毫升,每日 2～3 次,既能使肠道保持酸性,减少氨的吸收,同时还可引起渗透性腹泻,维持稀软大便。

3. 增加益生菌

适当补充维生素和益生菌,如维生素 C、维生素 B_2、维生素 K 和嗜酸乳杆菌等,稳定机体内环境。

4. 安全防护

肝性脑病前驱期患者定向力差,应避免其单独外出,对躁动不安患者要由专人看护,避免单人上厕所时摔倒,必要时加床档,防止出现意外伤害。

5. 预防电解质紊乱

准确记录患者的水分出入量,及时调整利尿剂的剂量。经常监测血清电解质,如出现低钠、低钾、低氯,除静脉补充外,可进食者应口服补充。避免大量放腹水及尽量避免输入库血。注意纠正水、电解质和酸碱失衡,防止低钾、低钠、低氯血症。

6. 预防消化道出血

勿进食带刺及骨渣等食物。一旦发生出血立即配合医师给予有效的止血措施。嘱患者卧床休息,暂禁食。应密切观察病情和大便、呕吐物的性质,严防再次出血。使用生长抑素类药物降低门静脉压,必要时配合三腔两囊管止血。

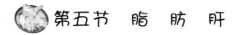

第五节 脂 肪 肝

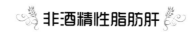

非酒精性脂肪肝

✚【疾病概况】

脂肪肝是由多种原因引起的肝脏脂肪代谢功能发生障碍,致使肝内脂质蓄积过多的一种病理变化性疾病,也是一种临床常见病证。随着社会的进步,人们生活方式和饮食结构的改变,脂肪肝的发病率有逐年上升趋势,在我国脂肪肝已成为威胁人类健康仅次于病毒性肝炎的第二大肝病。该病影响包括儿童在内的所有年龄层次的个体,最常见于40～50岁。

非酒精性脂肪性肝病(NAFLD)包括单纯性脂肪肝、非酒精性脂肪性肝炎(NASH)和肝硬化3种病理类型。非酒精性脂肪肝的发病比较隐匿,临床主要表现为乏力、肝区胀痛、肝大、腹胀、小便颜色加深、口干、口苦、苔黄腻或滑腻、脉弦滑或小滑,部分患者可无明显症状、体征。发展到肝硬化阶段可出现肝硬化相关的症状、体征和并发症。

中医学虽无脂肪肝这一病名,但根据其临床特点,多将其归为"胁痛"、"积证"、"痰证"等范畴。对其发病机制,众多学者认为是肝失疏泄,脾失健运,肾精不足,湿热内结,痰浊郁结,淤血阻滞,而最终形成痰湿淤阻互结,痹阻肝脏脉络而形成脂肪肝。

中医在脂肪肝尤其是非酒精性脂肪肝的治疗上有很明显的优势。但目前尚无统一的中医辨证分型和诊断标准，各医家多根据其临床特点及辨证施治经验加以分型论治。如分为痰湿内停型、肝郁气滞型、脾虚痰湿型、血瘀阻络型等。

✚【养生指导】

非酒精性脂肪性肝病的养生指导原则：防治原发疾病和相关危险因素、行为治疗、饮食调整和运动、药物辅助治疗，以及终末期肝病的防治等。既病防变，早期的综合干预，可以明显改善病情、防治疾病进展，对预后有影响。

一、发病前预防

非酒精性脂肪性肝病的发病虽然受环境、药物、遗传等多方面因素影响，但不良的生活方式在疾病发生、发展中占重要地位。肥胖者 NAFLD 发病率明显高于体重正常人群，达 50% 以上。不合理的膳食结构、不良的饮食习惯、多坐少动的生活方式、精神萎靡、生活散漫等均可促使 NAFLD 的发病。所以改善膳食结构、培养良好的运动习惯、精神积极向上均有助于疾病的预防。

1. 调整膳食结构

俗话说："民以食为天"，可见食乃人生第一大事。人活着不是为了吃，但是吃却是为了活着。人需要不断地从大自然中汲取所需要的营养，而营养物质的摄取是通过吃来获得的。随着经济的发展和人民生活水平的极大提高，现在人不仅要吃饱，更是要吃出营养，吃出科学，吃出健康。然而，在过去的一个很长时期里人们对营养知识的匮乏，对科学用膳的不了解，不仅没从吃中获得更多的营养素，反而吃出了很多"富贵病"，诸如高脂血症、脂肪肝、高血压病等代谢综合征相关疾病。相关研究表明，我国人群膳食结构中营养素摄取存在的主要问题是，脂肪、盐、糖食过多,而优质蛋白质、矿物质、维生素等却摄入不足。因此我们要改正不良的饮食习惯,形成合理的膳食结构。保证必要的能量、蛋白质和脂肪摄入,减少油炸、高脂肪和高能量食物的比例,忌酒,增加膳食纤维和粗粮的比例,对防止疾病发生有重要意义。

2. 适当运动

中等强度有氧运动(氧供满足运动消耗所需),运动强度相当于最大吸氧量 50%~70%,或最大心率的 70%~80%。由于运动的前 20 分钟能量利用来自糖类,其后则为脂肪,所以为了消耗一定量的脂肪,需要保持一定的运动时间和量。

世界卫生组织(WHO)提倡的简便 3、5、7 方案:3 000 米/30 分钟、5 天/周、心率为 170 - 年龄,对我们运动有指导意义,但必须是无基础疾病。有其他基础疾病,如心脑血管疾病者,一定要在医生指导下运动。

3. 保持身心健康

良好的精神状态和积极向上的思想有助于机体的协调发展,改变懒散的生活习惯和久坐不动的生活方式,首先要在思想上重视,思想重视对预防疾病有良好的心理暗示作用。

二、发病后养护

1. 饮食调养

在非酒精性脂肪性肝阶段饮食宜以清淡为主,保证必需的蛋白质、能量、维生素和微量元素摄入,不食油腻、刺激、煎炸、高能量食物,忌食热性的食物(如羊肉、狗肉、韭菜、龙眼、荔枝等)。肝硬化阶段应以软食、半流质或流质为主,保证足够的能量和蛋白质,低盐,少食多餐,适当补充含维生素和微量元素多的新鲜蔬菜水果等,不宜进食油腻、生硬食物等。禁止饮酒吸烟。

2. 情志调养

中医学认为,恼怒伤肝,恼怒时人体肾上腺素分泌会出现异常,从而影响到肝脏,使疾病迁延日久不愈,甚至可以加重病情。忧思伤脾,久病致郁,肝脾失调,使患者的症状加重,日久可能促进疾病进展为终末期肝病。因此非酒精性脂肪性肝炎或相关肝硬化患者平时应保持乐观的心态,对自身的疾病有一个正确的认识,树立战胜疾病的信心,避免思想负担过重。拥有积极的生活态度、宽广的胸怀、愉悦的心情,才更有助于疾病的早日康复。

3. 药物治疗

对伴有肝功能异常的 NAFLD 患者、合并代谢综合征的NAFLD 患者、基础治疗半年无效或所用治疗方法可能诱发和导致肝病恶化的 NAFLD 患者、肝活检证实为 NASH,特别是伴有进展性肝纤维化者、存在慢性肝病相关征象的隐源性脂肪肝患者可给予相应药物治疗,如推荐使用甘草酸制剂、磷脂酰胆碱等中西药物,通常选用 1~2 种保肝药物,疗程半年以上或用至血清转氨酶复常或肝活检提示脂肪性肝病消退为止。另外还可以选用中药辅助治疗。

4. 运动忌宜

肝主疏泄,肝藏血,发病初期,特别是有谷丙转氨酶高于正常上限 2 倍或总胆红素升高的患者,应以卧床休息为主。静卧时肝脏的藏血量增加,可以减轻肝脏的损伤,有利于肝脏自身的修复。过度的劳累(包括体力劳动、脑力劳动及房劳等),会加重患者的病情,不利于疾病的康复。

当然,酒精性脂肪性肝炎恢复期的患者还是可以适当运动的。可以选择以锻炼全身体力和耐力为目标的全身性低强度动态运动,也就是通常所说的有氧运动,比如慢跑、中快速步行(115~125 步/分钟)、骑自行车、上下楼梯、爬坡、打羽毛球、踢毽子、跳绳和游泳等,这些运动有助于降脂减肥、促进肝内脂肪消退。特别是肥胖患者,运动不仅可以消耗体内多余的脂肪,坚持体育锻炼,还能消耗体内能量,控制体重增长,辅助肝脏疾病治疗。

5. 酌情膳食调治

针对我国人群膳食结构中营养素摄取存在的脂肪、盐、糖食过多,而优质蛋白质、矿物质、维生素等却摄入不足的现状,合理的营养饮食可以提高人体预防疾病的能力,促进疾病的康复。古人云:"五谷为养,五果为助,五畜为益,五菜为充,气味合而服之,以补精益气。"这是古人对营养饮食原则的精辟论述。而"虚则补之,药以祛之,食以随之"更进一步指出疾病除了药物治疗之外,还应重视营养饮食。

脂肪肝患者尤其要注意饮食。提倡高蛋白质、高维生素、低糖、低脂肪饮食。不吃或少吃动物性脂肪、甜食(包括含糖饮料),多吃青菜、水果和富含纤维素的食物,以及高蛋白质的瘦肉、河鱼、豆制品等,少吃或不吃零食,睡前不加餐。在不影响患者胃肠功能情况下,可喝淡的绿茶、普洱茶、菊花茶、山楂茶调节血脂,以助于疾病康复。

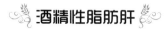

酒精性脂肪肝

✚【疾病概况】

酒精性脂肪肝(alcoholic fatty liver, ALD)是因长期、过度饮酒导致肝脏发生脂质蓄积、肝细胞发生脂变的损害。酒精性脂肪肝与酒精性肝炎、酒精性肝硬化共同作为酒精性肝病的3种表现形式,可单独或混合存在。近年来随着我国人民生活水平的提高、经济发展及社交活动频繁,饮酒量不断增加而导致该病有比较明显的上升趋势。

在传统医学中,虽无酒精性脂肪肝之称,但根据其病因、病理及临床特征,可将其归属于"酒疸"、"酒癖"、"胁痛"、"积聚"等范畴。中医学认为酒精性脂肪肝的病因是长期大量饮酒,由此而产生内湿。湿是本病的主要病理因素,受累脏腑主要是脾胃肝胆。酒精性脂肪肝的病因可概括为:过量饮酒之后,湿热毒邪蕴结体内,损伤肝脾,致肝之疏泄与脾之运化功能失职,肝郁脾虚,气血不和,痰浊内生,气血痰湿相互搏结,停于胁下,形成积块(酒癖)。其病机则可归纳为:脾胃气虚、痰湿内阻、水湿内停、气血不和、气滞血瘀等。其中,酒伤肝脾、聚湿生痰为发病之关键,而素体禀赋不足,脾胃虚弱为发病之本。

酒精性脂肪肝的主要临床表现:酒精性肝炎发病前往往有短期内大量饮酒史,患者有明显的体重减轻、食欲不振、恶心呕吐、全身乏力、腹痛腹泻等症状。

辨证分型论治体现了中医治疗的特色,酒精性脂肪肝通常分为以下5型:①湿热内蕴型,治则:清热利湿,以三仁汤加减;②肝脾不和型,治则:疏肝和胃,以柴胡疏肝散加味;③脾虚湿困型,治则:健脾除湿,以四君子汤合平胃散;④瘀血阻络型,治则:活血化瘀通络,用膈下逐瘀汤加减;⑤肝肾阴虚型,治则:滋补肝肾,用六味地黄丸加味。现代研究也发现一些中药能抑制脂质的吸收,可通过促进肠道蠕动,阻止类脂质沉积滞留以减少吸收,如大黄、制何首乌、丹参、茵陈等。此外,生山楂、泽泻、莪术各单味药均可降低谷丙转氨酶(ALT)、谷草转氨酶(AST)水平,因此中医药在改善酒精性脂肪肝方面有着比较明显的优势。

✚【养生指导】

酒精性脂肪肝的养生指导原则:戒酒和营养支持,减轻酒精性肝病的严重程度,防止并发症以及纤维化。

一 发病前预防

酒精性脂肪是酒精产物在肝脏的堆积,因此戒酒是防治酒精性脂肪肝最有效的预防措施,或控制饮酒量,尽量饮用低度酒或不含酒精的饮料。避免空腹饮酒,可以在饮酒前适量口服牛奶、酸奶等,起到保护胃黏膜、减少酒精的吸收的作用。切忌采用酒后催吐的方法,防止误吸至肺内,以及胃、食道黏膜撕裂引起急性出血。

 发病后养护

1. 戒酒

采用逐步解酒,结合心理疏导。实在嗜酒成性不能戒除,可以借助心理治疗结合戒酒药物治疗。

2. 营养支持

酒精性脂肪肝患者需良好的营养支持,应在戒酒的基础上给予高蛋白、低脂饮食,并注意补充维生素 B、维生素 C、维生素 K 及叶酸。

3. 药物治疗

对于出现临床表现的患者,如血清 ALT、AST 或谷酰转肽酶(GGT)轻度升高,可考虑药物治疗。甘草酸制剂、水飞蓟宾、多烯磷脂酰胆碱和还原型谷胱甘肽等药物有不同程度的抗氧化、抗炎、保护肝细胞膜及细胞器等作用,临床应用可改善肝脏生物化学指标。还可以采用中药治疗,如绞股蓝、荷叶、泽泻、生山楂可以抗氧化应激、调节脂质代谢。

4. 运动休息

适当休息、合理运动,对于酒精性脂肪肝的治疗,除了必要的药物外,肝功能稳定的患者可以进行适量运动,保持健康的生活方式,运动量必须循序渐进,按个人体质以不感觉疲劳为度。

 第六节 中毒性肝病

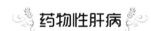 药物性肝病

➕【疾病概况】

药物性肝病,简称药肝,是由药物作用于肝脏引起肝组织损

害而发生的肝病。在人体的各个脏器中,肝脏不仅是处理机体内各种代谢产物的重要器官,同时也是所有药物分解代谢和转化(即解毒)的器官。能引起肝损害的药物种类相当广泛,目前至少有 600 多种药物可引起药肝。

肝脏是人体内进行合成、代谢、分解、解毒工作的重要器官,是药物转化和代谢的"解毒工厂",有些药物还要经过肝脏的分解有效成分才能发挥,当然,更多时候是"解毒"功能,但是有些药物经过肝脏分解反而会产生对人体有害的成分,起到了"增毒"的作用,几乎所有的药物都要经过肝脏的代谢排出体外。"是药三分毒",如果在用药的时候没有专业人员指导,不能做到合理的剂量、适应证、疗程和搭配等,药物进入人体后其毒副作用首先损害的必然是肝脏。有不少患者有这样一个误区,认为服用的药物越多越好,这样才有安全感。其实,这样不恰当的使用药物不仅不安全,甚至还会加重病情或出现严重不良反应,因此不宜过多、过杂地使用。

中医学认为,药物所造成的急性肝脏损害,除肝脏的本病外,还与脾胃和胆密切相关。肝与胆相表里,与脾胃相克相生。肝主疏泄,肝病失其疏泄功能,影响胆汁的正常排泄而外溢,也使脾胃升降功能失调。脾主运化,如果脾失健运,则湿浊内生,久则湿郁化热,湿热蕴结脾胃、肝胆,可引起黄疸及其他类似病毒性肝炎的症候。

根据中医辨证分型,药物性肝病主要证型是湿热熏蒸、肝气郁结、肝肾阴虚和脉络瘀阻。

✚【养生指导】

药物性肝病的养生指导原则:谨慎用药,防止病情进一步加重。积极保肝治疗,增强抵抗力,防止并发症。

一、发病前预防

1. 谨慎用药

所谓治病求"本",药物性肝病的"本"就是药物,因此避免服用对肝脏有损害的药物是最主要的预防方式。如果服用不合理,有六类药物最容易损伤肝脏引发药物肝,包括抗结核药、降血脂药、抗生素、肿瘤化疗药、解热镇痛药、安眠药。平时,如果感冒发热头痛了,有些人就会自己到药店买药,但是这些药到底能吃吗?许多感冒药在各大市场和药房有销售,比如人们熟知的快克、康必得、新康泰克、白加黑、感康、感冒通、泰诺、日夜百服宁、泰克、感诺、感冒清热冲剂等,通常这类药品都会含有解热镇痛成分,含量最多的就是对乙酰氨基酚,而它是引起药物性肝损害的头号杀手,当过量或者长期服用时会引起肝损伤。因此正确的做法是,生病了一定要看医生,遵照医嘱服药,不要道听途说,胡乱吃药或偏方。

2. 提高认识

提高患者对药物性肝损害的认识为首要任务,药物性肝损伤的表现可以从没有临床症状到出现发热、皮疹、乏力、食欲下降、腹胀甚至恶心、呕吐、皮肤黏膜黄染、尿黄等严重不适临床症状。目前临床上有些患者并无明显症状,大多是因为体格检查发现转氨酶升高而就医,而部分患者也可以表现为急性肝炎、慢性肝炎、肝衰竭、肝内胆汁淤积、脂肪肝甚至肝衰竭等。如果在使用药物的过程中出现以上症状就应该加以重视,停止用药并及早就医,以免造成更严重的肝损害;对一些需要长期服药的患者,在服药过程中药物对肝脏的损害是渐进的,患者也可能没有任何不适或症状出现,所以这类患者应定期复查肝肾功能,如发现肝功能不正常,应当减少药物剂量,同时采取相应的保护措施。

3. 注重保养

所谓"正气存内,邪不可干",药物性肝病的发生是由肝脏的解毒能力和药物对肝脏的损伤程度所决定的,因此加强肝脏的解毒功能是避免疾病的最好方法。在养肝方面,中医有着独到的见解。首先,中医讲究情志养生。中医学认为,人体的五脏对应 5 种情绪,分别是怒、喜、思、悲、恐。其中,肝脏对应的是"怒",正所谓"怒伤肝",因此控制自己的情绪是平时所应该做的。有句话叫做"心气常顺,百病自遁",大概意思就是说心神如果很安静的话,百病就会自己消失了,因此,心神之安静是很重要的。中医经典《黄帝内经》针对这个问题有很多论述,例如"精神内守,病安从来",即如果一个人心情能保持平和安静,就不容易受到一些外界嘈杂问题的干扰,感情是如此,身体的五脏六腑也是如此。保持心情的安逸、心态的平静,是尤其重要的,这也是养生学中的"内涵"问题。同时,突然怒火中烧或长期的精神抑郁都会导致肝脏气血失调,从而影响肝脏的疏泄功能。因此情绪不畅时,需要找到一个正确的途径来宣泄心中的负面情绪,例如出去逛逛,做点自己喜欢的事情,或找个知心的朋友倾诉一下,切不可憋在心里,以致伤害肝脏。

二、发病后养护

1. 及时停药

尽快停用引起药物性肝损伤的中西药物或可疑药物。在多数情况下,肝功能在停用引起肝损害的药物后可逐步恢复,而不需要进行特殊的治疗。

2. 西医治疗

大多数药物性肝损害的西医治疗与病毒性肝炎相同,采用保肝药物以及维生素类药物,降酶、退黄药等,反对单纯应用联苯双酯等纯降酶药物治疗肝功能异常。急性肝衰竭时,可以根据急性重型肝炎的治疗原则,给予促肝细胞生长素和美能等制

沪上中医名家养生保健指南丛书

剂,静脉补充新鲜血浆和白蛋白,有条件者可应用人工肝或透析治疗,并积极防治肝性脑病、出血等并发症。

3. 中医治疗

中医在治疗上不仅有辨证治疗,还有一些简易方。

1) 绿豆甘草汤　绿豆 60 克,甘草 30 克,煎汤代饮料。

2) 茵蒲煎　茵陈 30 克,蒲公英 30 克,水煎服。

4. 支持治疗

加强支持治疗,避免体力活动,卧床休息,加强营养支持,及时补充各种维生素及微量元素,同时注意维持水、电解质及酸碱平衡,以加强药物排泄。饮食忌油炸、辛辣食物,尽量以易消化、富含维生素的清淡饮食为主,严禁暴饮暴食;如果伴有一些消化道症状,如恶心、呕吐时宜少食多餐、细嚼慢咽;蔬菜、水果和水能加快身体的代谢,应宜多吃,以促进代谢产物及毒素排出;同时还要注意饮食卫生,避免进食未熟的肉、海鲜等;另外还要严格禁酒,因为酒精的代谢产物乙醛对肝细胞具有较强毒性,以防止病情反复或演变成慢性肝炎。

5. 调整作息时间

中医养生特别强调规律的作息,饮食起居有常。在中医的子午流注中提到:肝胆之气在晚上 11 点到凌晨 3 点最为兴盛,各个脏腑的血液都流经于此,此刻肝脏的解毒作用也达到了最高峰。因此,在此时人们也应顺应自然,保证充足的睡眠和休息,才能保持肝脏的解毒功能达到最好。此外,中医学认为"人卧则血归肝",因此,养肝的最佳方式就是平躺睡眠,好好休息。在平时的工作中避免过度劳累,及时休息、补充体能,让肝脏能发挥其调节气血的作用,以消除疲劳的感觉。

6. 食补护肝

我国唐代的医学大家孙思邈主张食补,中医理论有"五色饮食"的说法,与肝相对应的是青色,"青色入肝经",因此平时可多吃一些青色的食物,例如芥蓝、西洋菜、菠菜、冬瓜、青瓜、绿豆等,这些青色的食物具有滋阴养血、润燥舒肝的功效。此外,"肝性喜酸",根据酸味入肝的原理,一些酸味食物,如山楂、山萸肉、枸杞等具有保肝敛肝之效。另外肝脏功能差的还要注意平时尽量少吃辛辣、油腻的食品,少饮酒,戒烟。

7. 饮茶护肝

根据五行原理,肝属木,而水生木,我们还可以通过饮茶来护肝。提到喝茶,值得一提的是菊花茶,菊花的功效不仅可以治肝还能养目,是在春季喝菊花茶,尤为有益;另外还可以用山楂片和菊花泡水喝,增加酸味,可以更好地入肝经,不加糖,加一两滴蜂蜜最好。此外,还可以用菊花茶熏洗眼睛,效果也是很好的。当我们用热水把菊花茶泡了之后,先别着急喝,利用菊花茶冒出来的热气熏熏眼睛,之后再饮茶,这样就可以内外兼养,中医养生学中叫做内养气血,外养筋骨、肌肤、四肢。但是具体要用到哪一种菊花呢? 杭菊以清目为长,黄菊主要有清热解毒的作用,所以用杭菊洗眼比较好。如果觉得无法养成这个习惯,也可以在早晨用菊花水漱口,漱口以后,喝猴头菇汤(用两颗熬汤就够了)。猴头菇具有抗癌作用,长期吃可以抑制肝炎的发生。除猴头菇之外,银耳(白木耳)也是很好的养肝食物。白木耳和猴头菇可以一起炖汤服用,不仅可以饮用,还可以拿出一部分来,放在手心里,揉期门、日月这两个穴位。晚上还可以用黑木耳炒菜或黑豆煮粥,或者将黑木耳、黑豆一起煎汤煮水,用其漱口,亦可当茶饮。

8. 健脾护肝

中医理论认为,人体是一个整体,五脏之间都是紧密联系的,其中肝属木,脾属土,木旺则乘土。而肝主藏血,能够贮藏和调节全身的血量;脾主统血,为气血生化之源。脾气健,则气血生化有源,血量足,则肝血充盈,才能更好地发挥肝脏的解毒功能。因此适当保养脾胃,增强脾胃的运气,多吃一些有益气健脾功效的中药,如党参、茯苓、山药、薏苡仁、白术。薏苡仁、扁豆、

沪上中医名家养生保健指南丛书

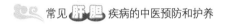

大枣等,对调养肝脏也大有裨益。

9. 养肝功法

肝脏具有贮藏血液、调节血量的作用。中医学认为,肝脏功能减弱,肝气不通,无法调节气血,就会引起全身血液运行失调,导致各种疾病的产生,这时可以练习"养肝功法"养肝护肝。在万物生长的春天,肝气也处于生发状态,如果经常练习一些养肝功法,不仅可以加强肝脏生理功能,促进血液循环,而且有助于激发肝脏的生理功能,增加身体氧气的补给,通调经络,舒畅情志,这些都有助于人体的生长发育。具体做法如下。

1) 第一步　早上起床后,面朝东方站立,双脚自然分开,与肩同宽,膝盖微微弯曲,保持头颈部笔直。同时保持上身挺直,挺胸收腹,闭上眼睛,双臂自然下垂,肘部弯曲,使上臂远离身体约 10 厘米,并且将双手依靠在大腿的两侧。全身放松,均匀地纳气吐气,睁开双眼,尽可能地望向远处。

2) 第二步　全身站直,放松,闭上双眼,做深呼吸 2 分钟。然后慢慢开始调整自己的呼吸频率,呼气时收腹,人体重心缓慢向后移动,直至脚后跟接触地面,同时前脚掌微微抬起。在做这套动作时要注意吸气的时候用舌头顶住上腭,均匀呼吸。不能用嘴巴吸气呼气,要用鼻子吸气、嘴巴呼气。

3) 第三步　以上动作做完后,两手掌心向上,往上慢慢提升直到越过头顶,双手掌重叠,然后压在颈部,头部缓慢向右移动。与此同时,下巴向左前方伸出,上身也随之向右边倾斜,倾斜的时候保持呼吸均匀,身体侧向右边停住后,突然睁开双眼,用力呼吸,这时会感觉气道直冲丹田。左边也是这样,做和刚才一样的动作。

4) 第四步　最后一步是开始恢复原来的状态,正常呼吸后,坚持用鼻子呼气吸气。同时轻闭双眼,稳定自身情绪,口中上下牙齿互相轻轻叩击 40 次左右,如果此时嘴巴里分泌出很多唾沫则要用力吞咽。

10. 佩戴玉器

玉石色泽温软明亮,是很多女士的心爱之物。玉能祛热、解热、镇静、升华智慧。此外,饰品要有选择地佩戴,而且还要讲究方法,对身体有益就戴。玉坠可以佩戴在腰间,正好和肝区域相平,这样才能更好发挥其镇静、清热、升华谋略的作用。但脾虚体寒的人佩玉要慎重。

综上所述,中医讲究"未病先防,既病防变"的治未病思想,现代生活节奏日益紧张,药物资源也越来越丰富,导致药物性肝损伤的发病率逐渐上升,因此预防疾病的最好方法就是提高认识、合理用药以及尽早治疗,同时增强体质,如此才能有一个健康的肝脏。

中毒性肝病

【疾病概况】

中毒性肝病大多是由化学物品等毒物所引起的肝脏损害的疾病。这些中毒性疾病大多是职业性的,通常是由自然环境中所存在的化学、物理、生物等亲肝毒物(如磷、砷、四氯化碳等)所致的肝脏病变,主要是致细胞毒作用的结果。随着现代化学工业的发展,本病的发生也日渐增多。肝脏是人体最大的解毒器官,当有害毒物进入人体后,同药物一样,首先需要通过肝脏进行分解、排泄,当累积的毒物超出肝脏解毒能力的时候就会肝损伤,出现食欲不振、恶心、呕吐、腹痛、肝大、血清转氨酶增高,严重者出现急性重型肝炎。

按照这些亲肝毒物对肝脏损害的大小,可分为:①剧毒类,磷、三硝基甲苯、磷、硝基苯、二硝基氯苯、四氯化碳、氯萘、丙烯醛等。②高毒类,丙肼、苯胺、四氯乙烷、二氯甲烷、二氯乙烯、二甲基甲酰胺、氯仿、二甲基甲酰胺、砷化氢、砷、锑、汞、硒等。③低毒类,二硝基酚、甲苯二胺、二氯苯、氯苯、氯甲烷、DDT、六

沪上中医名家养生保健指南丛书

六六、苯、乙烯、乙醚、有机磷、氰化物、丙烯腈、铅、铬、铍等。急性中毒性肝病的临床症状、体征与急性病毒性肝炎类似,少数重症患者可发生急性黄色肝萎缩,病理上以肝细胞脂肪变性和坏死为主。慢聚积和纤维化,临床表现与慢性病毒性肝性中毒性肝病的病理变化为脂肪炎类似。重症患者可发展成肝硬化。

中毒性肝病的病因相对于药物性肝病比较明确,诊断上主要根据临床表现,如肝区压痛、黄疸、肝大及胃肠道症状等,结合患者本人所接触的环境等就可以做出明确的诊断。尽早脱离所接触的毒物并及时予以对症处理,预后良好,仅少数导致慢性肝病。

➕【养生指导】

中毒性肝病的养生指导原则:定期全面体格检查,避免职业性毒物接触,防止肝脏损害。发病后积极保肝治疗,增强自身抵抗力,防止疾病进一步发展。

一、发病前预防

1. 定期全面体格检查,避免职业性毒物接触

由于大部分中毒性肝病都是职业病,因此就业前的岗前体格检查尤为重要。就业前健康检查应包括肝功能和乙肝丙肝的检测,肝功能异常者以及有慢性肝病史的人不应从事接触亲肝毒物的工作,以免合并中毒性肝病的发生,雪上加霜。对于有毒物接触的人员应定期体格检查。发现肝功能或肝脏B超有异常者,应调离并予以适当处理。此外,要禁酒,膳食中适当增加蛋白质含量以及维生素B和维生素C。

2. 注意与其他疾病相鉴别

急性中毒性肝炎与病毒性肝炎症状非常相似,在诊断时尤其注意与其相鉴别。急性病毒性肝炎分为甲型肝炎、乙型肝炎、丙型肝炎、丁型肝炎及戊型肝炎等5型。病毒性肝炎要根据症

状、体征、流行病学史及实验室检查等综合分析,作出诊断。尤其是血清学标志,这是一项重要的指标,要正确理解及应用之。在看血清学标志时,不能以单项指标来判定,需要综合其各项指征,结合目前病理组织学诊断标准,必要时可做肝脏活检。

药物性肝病也有着与急性中毒性肝病相类似的发病过程和症状,但根据用药史,结合临床表现及停药后一般恢复较快等特点,诊断一般不困难。目前的误诊、漏诊多因未询问用药史所致。

二 发病后养护

1. 病因治疗

按不同的有毒物质中毒进行治疗,尽早针对病因进行治疗,如应用络合剂、特效解毒剂或血液净化疗法等。

2. 支持及对症治疗

(1) 综合疗法

首先要绝对卧床休息,给予易消化、富含维生素的清淡饮食;静脉注射或静脉滴注葡萄糖、维生素 C 等,纠正电解质紊乱;适当选用有保肝效果的治疗急性肝脏疾病的中西药物;针对全身及其他系统损害情况,予以其他合理的治疗。

(2) 营养供应原则

饮食在急性中毒性肝病的治疗中占有重要地位,正确合理的饮食能起到保证供给营养、辅助治疗和防止并发症的作用。一般应给以适量脂肪、易消化、高能量、高蛋白、高维生素的饮食,从而保护肝脏,减低脂肪及胆固醇的代谢,促进肝功能恢复。宜少量,多餐,低盐,忌刺激性食物。

蛋白质的供给应选用含人体必需氨基酸的食物,如牛乳、蛋类、鱼类、瘦肉等,一般每日每千克体重 1～1.5 克。有严重肝功能障碍和肝性脑病倾向者,每日蛋白总量应限制在 30 克以下,肝性脑病患者禁止蛋白质的摄入。脂肪摄入过多会加重肝脏代谢负担,影响肝糖原合成,导致肝细胞功能下降,但脂肪有刺激胆汁分泌的作用,并促进脂溶性维生素吸收,故不能过低。同时补充适量的维生素,肝病患者常因维生素缺乏而引起贫血、出血,甚至促发坏死后肝硬化等,因为肝功能损害时会影响维生素的吸收、贮存和转化,而维生素缺乏将影响肝脏的功能和结构,故可以通过摄入富含维生素的食物,如各种新鲜蔬菜、各类水果等,以满足人体的需要,增强肝细胞的抵抗力,促使功能恢复,防止出血倾向。如患者出现明显食欲减退,或伴有恶心、呕吐等消化道症状,可静脉滴注葡萄糖、维生素 C 等。

酒精主要是在肝脏进行代谢,所以保护肝脏一定要少喝酒,尤其是白酒,白酒就是酿成酒精肝病的一个大祸患,因为白酒主要破坏肝。但一些有补益作用的酒可以少喝一些,如绍兴黄酒、红酒等,切记要少饮白酒,这是保护肝脏最基本的方法。

(3) 养血

以传统的中医理论为指导的中医注重养生,通过阴阳五行生化收藏之变化规律,可以对人体进行科学调养,以保持人体的健康活力。

肝藏血,主疏泄,所以肝脏有调节气血的作用。我们平时从各种食物中所汲取的各种营养,可以通过血液循环,将营养物质运达全身,补给身体,促进生长,增强体魄,延长寿命。所以血液对人体的正常功能是非常重要的。随着时代的进步,越来越多的人出现了血压异常、心脑血管疾病等,都与血有关系。为了维持身体的健康,就要维持血的正常运行,保证血的正常供应。因此对于血的问题我们要特别重视。

要想养血,就要在药物和饮食上注意。中医药的配伍遵循"以物养物,以色养色"原则,多吃一些红色的食物,如番茄、红枣、阿胶等,另外猪肝(或者牛肝、羊肝)和菠菜等富含铁的食物也可以多吃,以促进造血功能。番茄中含有多种维生素,每日早晨吃一个生番茄(不要和饭一起吃,炒番茄、番茄汤都是另论的），大小不限，对养血有益。红枣可以做成红枣汤，最好中午喝，晚上喝的话就会比较滋腻，不宜消化，晚上可以吃菠菜，炒吃、煨汤吃都可以，或者把猪肝、牛肝、羊肝加在里面，做成菠菜猪肝汤、菠菜牛肝汤或菠菜羊肝汤。

3. 养心愉性

情绪对于肝来说很重要，而且肝脏也很容易激发人体的情绪，很多肝炎患者往往情绪都很急躁，所以，如果自己性情变得急躁了许多，马上要想到护肝。已经得了肝病的人要适当抑制自己情绪，即心态要平衡。心态平衡其实很难，因为人有七情六欲，是"感情动物"，所以是很难摆脱的。另外，可以利用闲暇时间练练书法、绘画、抚琴，以此调节生活的内容，对于护肝、养肝都是非常有好处的，这就叫"养心愉性"，也是从文化的角度采取保护肝的方法。

4. 整体观念护肝

中医学里的五行学说、阴阳学说，是个辩证统一的观念。中医理论认为肝脏与其他脏器有着密切关系，所以不要孤立地看肝。五脏之间相互影响、相互连接、相辅相成，因此孤立地看肝不是中医的理念。

首先，肝与心关系最密切。根据五行理论，肝属木，心属火，木生火。再者，心为君主之官，心主血，而肝是藏血的，两者在血的问题上是相和的，因此讲肝离不了讲心。肝脏还与肾脏有着密切的关系，因为肝属木，肾属水，水生木，且乙癸同源，在养肝的同时注重补肾，往往可以取得事半功倍的效果。世间万事万物都不是孤立的，而是统一的、辨证的，或者相辅相成的。同样，在疾病治疗时，必须用整体的眼光看待问题，综合性地看，效果才会更明显一些。

5. 点神庭穴

肝主谋略，主神智的神庭穴是可以益肝的。神庭穴，在头前部入发际五分处，闲暇的时候可以眼睛面向东方坐着，用中指点神庭穴,闭着眼睛开始吸气,呼气,不要揉,抖动中指,把眼睁开;然后接着闭眼,同时转动眼球,分别向左右侧各转动一次,转完了之后睁开眼平视,目光凝聚,保持 30 秒左右。

 # 第七节 自身免疫性肝炎

 ## 自身免疫性肝炎

➕【疾病概况】

自身免疫性肝炎(AIH)是由自身免疫反应介导的慢性进行性肝脏炎症性疾病,以血清转氨酶升高、高 γ-球蛋白血症、自身抗体阳性,组织学特征为以淋巴细胞、浆细胞浸润为主的界面性肝炎,晚期可快速进展为肝硬化和肝衰竭。该病在世界范围内均有发生,在欧美国家发病率相对较高,在我国其确切发病率和患病率尚不清楚,但国内文献报道的病例数呈明显上升趋势。

本病多发于女性,男女之比约为 1∶4,10～30 岁及 40 岁以上为两个发病年龄高峰。大多数患者表现为慢性肝炎,约 34％的患者无任何症状,仅因体格检查发现肝功异常而就诊;30％的患者就诊时即出现肝硬化;因呕血和(或)黑便等失代偿期肝硬化的表现而就诊的患者约占 8％;部分患者以急性、甚至暴发性起病(约占 26％),其转氨酶和胆红素水平较高,临床进展凶险。17％～48％AIH 患者合并其他自身免疫性疾病,常见的有类风湿关节炎、甲状腺炎、溃疡性结肠炎、1 型糖尿病等。

自身免疫性肝炎属于中医学"胁痛"、"黄疸"的范畴,其病机主要为先天禀赋不足或劳伤脾胃或肝气不舒,瘀血内阻,以致脾胃运化失常,湿邪内生,肝气郁滞,疏泄不利,致胆汁疏泄失常,胆液外溢肌肤则身目发黄;阻滞气机则胁肋疼痛;迫血妄行则齿衄、蜘蛛痣;结为癥积则肝脾大;久病及肾或先天禀赋不足,阴虚火旺则低热不退;瘀血内阻,皮肤失于濡养则皮肤瘙痒。主要证候有脾虚湿蕴型、肝郁脾虚型、瘀血内阻型、肝肾阴虚型等,经辨证论治后可取得一定疗效。

【养生指导】

自身免疫性肝炎的养生指导原则:早期诊断,早期治疗,发病后以益气、解毒、活血。注意饮食情绪调护,病后注重休息,规范服药。

一、发病前预防

1. 提高警惕,早期诊断

自身免疫性肝炎大多数隐匿或缓慢起病,起先可有关节酸痛、低热、乏力、皮疹、闭经等。易被误诊为关节炎、结缔组织病或月经不调。直到出现黄疸时才被诊断为自身免疫性肝炎。20%～30%患者的起病类似急性病毒性肝炎。有些患者最初肝外表现掩盖了原有的肝病症状,经过一段时间才逐渐出现乏力、恶心、食欲不振、腹胀及体重减轻等肝炎症状。

2. 注意防治免疫系统疾病

自身免疫性肝病还易和其他免疫性疾病同时出现,比如红斑狼疮、甲状腺炎、干燥综合征等。现代人生活节奏快、工作压力大,易受辐射,各种免疫系统疾病发病越来越多见。因此,红斑狼疮等免疫性疾病患者,特别要当心。在早发现中,常规肝功能检查时不仅要注意谷丙转氨酶的异常,也要注意球蛋白(G)、碱性磷酸酶(AKP)和 γ-谷氨酰转肽酶(GGT)的异常,发现异常,及时就诊,排除自身免疫性肝病的可能。

3. 年轻人特别注意点

任何肝病患者,肝功能中 G、AKP、GGT 异常尤其是没有酒精、药物、病毒病原学的变化危险因素的,都应考虑是否是自身免疫性肝炎。血清蛋白电泳和特征性自身抗体的检测对自身免疫性肝炎的诊断是非常重要的。

二、发病后养护

1. 饮食调养

自身免疫性肝炎患者饮食上应禁忌酒、羊肉、狗肉等热性食物以及生冷硬食品,控制食量到七、八成,可多吃新鲜蔬菜、淡水鱼;病情稳定每日可进食高蛋白、适量糖类和脂肪,足够能量的饮食,如鲜鱼、肝、瘦肉、蛋、奶、豆腐及制品,主食粥、面片;少食多餐,三餐之间加点心、蛋糕、饼干、藕粉、麦乳精,以补充能量;每日保证维生素 C 及水的摄入量,以利小便,促进有害物的代谢;多食果汁、蔬菜汁,补充维生素、无机盐;如胀气,可暂时少喝牛奶、豆浆,少吃产气类食物,如山芋、白薯等,糖不可过量,其会助湿,过多的糖会转化成脂肪沉积在肝脏,易引起肥胖。油腻、煎炸、辛辣及发物也要忌食。合理加工烹调,减少营养素的损失破坏,提高食物的色、香、味,促进食欲,保证易于消化吸收。

2. 情志调养

自身免疫性肝炎患者应注意控制自己的情绪,临床上自身免疫性肝炎患者常常出现烦躁、易怒等不良情绪,因此保持情绪的舒畅,对于改善肝脏的气机,并且通过神经内分泌机制,对于原发疾病的改善有一定的辅助作用。

3. 注意休息

中医学认为自身免疫性肝炎属于"本虚标实"的疾病,该病需要长期治疗,治疗周期较长,因此发病后需要一个长期的休息调养过程,不宜进行剧烈的球类、游泳、舞蹈等运动及娱乐,中医学认为注意休息,即是维护机体"正气",则病邪不易侵犯。

4. 规范服药

目前治疗自身免疫性肝炎的药物中,糖皮质激素及熊去氧胆酸胶囊是被证实的明确有效的药物,对于恢复期的自身免疫性肝炎患者,长期服用维持剂量的熊去氧胆酸胶囊是很必要的,定期复查自身抗体及血清免疫球蛋白水平,判断病情的进展状况,与此同时,在经验丰富的医生的指导下服用益气活血类中药,对改善患者的症状,抗肝纤维化,防止病情反复有重要的作用。

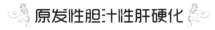

原发性胆汁性肝硬化

✚【疾病概况】

原发性胆汁性肝硬化(primary biliary cirrhosis, PBC)是一种慢性肝内胆汁淤积性疾病,晚期出现肝硬化甚至肝衰竭。血清抗线粒体抗体(AMA)检测是诊断 PBC 的特异性指标,熊去氧胆酸是唯一经随机对照临床试验证实的治疗 PBC 安全有效的药物。尽管 PBC 的发病机制可能与自身免疫有关,但免疫抑制剂的疗效仍未被证实,且药物相关不良反应使其临床应用受到限制。其发病尤以女性最为明显,男女发病之比约为 1∶10。

在我国古代医学文献中并无此原发性胆汁性肝硬化的记载,且本病的临床表现较复杂,很难归属于某一固定的中医病证。现代医学主要依据患者的主要临床表现、病程阶段及体征对原发性胆汁性肝硬化进行中医病名的归属,主要归于"黄疸"、"胁痛"、"积聚"、"癥瘕"、"鼓胀"、"虚劳"、"风瘙痒"、"风疹"等范畴。对于原发性胆汁性肝硬化的病位普遍认为涉及肝、脾、肾,或加胆、胃、三焦,病机为本虚标实,本虚多指脏腑气血阴阳虚损,标实多指湿热、气滞、瘀血、热毒,其中对于瘀血在本病发生、发展过程中所起作用尤为显著,也更受各医家的关注。

沪上中医名家养生保健指南丛书

在原发性胆汁性肝硬化的辨证分型方面,现代医家根据临床经验及研究提出不同的分型,如气虚血虚、湿热蕴结、气滞血瘀等。

✚【养生指导】

原发性胆汁性肝硬化的养生指导原则:早诊断、早治疗。研究发现,发病后采用补虚化瘀为主治疗具有良好的效果,同时注意饮食、情绪调护;病后注重休息,规范服药。

发病前预防

1. 提高警惕

原发性胆汁性肝硬化由于发病隐匿,早期症状仅表现为容易疲劳、胃口不好、皮肤瘙痒等,因此容易被人忽视。但一旦体格检查发现谷丙转氨酶升高进医院就诊时,30%以上的患者已是肝硬化。

2. 早期诊断

原发性胆汁性肝硬化患者在体格检查时常发现肝脏呈进行性肿大,有肝掌、黄疸、脾大,面、颈、前胸可见蜘蛛痣,还可见到面部痤疮、多毛、荨麻疹、牙龈及鼻黏膜出血等情况。实验室检查常显示血小板和白细胞减少,血清转氨酶升高,血清胆红素升高,红细胞沉降率增快,血清球蛋白尤其是γ-球蛋白增高,特征性自身免疫性抗体阳性,部分患者血中可找到狼疮样细胞。

发病后养护

1. 饮食调养

原发性胆汁性肝硬化患者饮食调养基本与其他肝硬化患者相似,进食低脂肪、高蛋白质(肝性脑病除外)、高维生素、易消化的食物。进食优质蛋白,如鱼、鸡蛋、豆制品。限制油脂摄入,每日不超过 20 克。有腹水或水肿患者,应根据尿量、体重的指标控制水分、钠盐的摄入。肝硬化腹水应限制液体入量,可按前一天尿量再加 500 毫升。避免进食粗糙、坚硬、不易咬碎的食物,如油炸面食、硬质瓜果等;避免将鸡骨、鱼刺等咽下。忌辛辣的调味品,忌饮酒或刺激性食物。血氨偏高时,应限制蛋白质摄入,选择少量植物蛋白,例如豆制品,因其含蛋氨酸、芳香氨基酸和产氨氨基酸较少。日常食用保证维生素的摄入。

2. 情志调养

原发性胆汁性肝硬化患者由于病程时间相对较长,病情易反复,患者思想负担重、悲观失望、多疑多虑。建议培养有益的兴趣和爱好,转移对疾病的注意力,建立病友间良好群体关系,互相照顾,增强生活的信心,消除不安情绪。

3. 注意休息

一般成年人需要 7～8 小时的睡眠时间,而原发性胆汁性肝硬化患者应有更多的休息时间,到了肝硬化阶段更要增加睡眠时间。休息不足肝脏病变不仅难以康复,反而会加剧。出现体力疲劳,如四肢乏力、肌肉酸痛等现象时,最佳休息方式就是睡眠、听音乐、聊天等。出现头晕、脑涨、精力不集中时,要选择适当的运动以消除脑力疲劳。许多人在工作中,延长工作时间,甚至直到体力不支才去休息。这时,对身体已构成损害,肝硬化患者的病情可能会进一步加重。

4. 规范服药,定期随访

一般来说,无论组织学分期处于何期,只要存在肝酶异常,均推荐口服熊去氧胆酸。我们联合采用具有益气活血功效的中药(调免 1 号方)使疗效明显提高。并在专科医生的指导下,定期行肝功能、线粒体抗体滴度、胃镜、骨密度、脂溶性维生素、甲胎蛋白及 B 超检查。

第八节　肝脏感染性和寄生虫性疾病

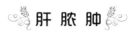
肝脓肿

➕【疾病概况】

　　肝脓肿多是由阿米巴原虫或细菌感染引起,在患者抵抗力下降的情况下,肝脏的网状系统对细菌失去吞噬作用,发生炎症改变,形成化脓性病灶。

　　由于肝脏内管道系统丰富,包括胆道系统、门静脉系统、肝动静脉系统及淋巴系统,从而大大增加了微生物寄生、感染的概率。肝脓肿常分为 3 种类型,其中细菌性肝脓肿＞80％,常为多种细菌所致的混合感染;约 10％ 为阿米巴性肝脓肿,真菌性肝脓肿＜10％。肝脓肿多发于 60～70 岁人群,无明显性别差异,男性的预后相对较差。肝脓肿如果不做任何处理其死亡率极高,最常见的死亡原因包括脓毒血症、多器官衰竭及肝衰竭。

　　肝脓肿常见的临床表现:高热、寒战、肝区疼痛、乏力、食欲不振、恶心和呕吐等消化道症状。大多数患者白细胞明显升高,总数可达 $(20～30) \times 10^9/L$,肝酶、胆红素、碱性磷酸酶可升高。X 线检查可见肝阴影增大,右膈肌抬高,局限性隆起和活动受限,伴有右下肺不张、胸膜反应或胸腔积液甚至脓胸。少数产气性细菌感染或与支气管穿通的脓肿内可见气液面。结合腹部 B 超及增强 CT 扫描,基本上可以明确诊断。

　　根据临床表现,本病属中医学"肝痈"、"肋痛"等范畴。中医认为其病因病机是由于饮食不洁,感受湿热病邪,或因情志抑郁,湿热疫毒蕴结于里,内伤于肝,经脉受阻,气滞血瘀,肝失所养,最终血败肉腐久酿成脓。治疗以清肝泻火、理气开郁、解毒排脓为大法。正虚邪恋者,可考虑扶正祛邪、托毒排脓,如中药金银花、蒲公英、紫花地丁、三黄等清热解毒药对多种细菌有抑菌和抗菌作用,通过抑菌减毒,增强单核巨噬细胞功能,调动机体内在抗病因素,减轻内毒素引起的机体中毒症状。而当归、川芎、黄芪等益气活血化瘀药可增强局部血流量、改善微循环,使肝细胞变性和坏死明显减轻。

✚【养生指导】

本病的病机为热毒壅滞、肝络瘀阻、酿脓成痈所致。预防本病的关键是注意饮食卫生,防止病从口入,在传染源头上下工夫,切断传染源,将被传染的可能性降到最低。养护时需注意卧床休息,加强营养,补充能量、蛋白质及维生素等。

一、发病前预防

1. 避免感染

全身性细菌感染,特别是腹腔内感染时,细菌侵入肝脏,如果患者抵抗力弱,可发生肝脓肿。有许多肝脓肿患者病愈之后,认为自己既无肝炎,又没有肝硬化,因而对饮酒、饮食卫生等方面丝毫不予注意,这是十分错误的。不注意饮食卫生及酗酒等不良习惯,即使对于正常人来说,也是相当有害的,更不用说曾经患过肝脓肿的人。所以,套用一句俗话,千万不能"好了伤疤忘了痛",曾经患过肝脓肿的人应比正常人更重视肝脏的健康。

2. 早期治疗原发病灶

对容易诱发细菌性肝脓肿的疾病应抓紧治疗,如肝胆管结石、急性化脓性梗阻性胆管炎、腹腔感染、肠道感染等。控制这些病因后,就能预防细菌性肝脓肿的发生。肝脏感染早期,如能及时给予中西医结合治疗,加强全身支持疗法,增强人体抵抗力,合理应用抗生素,也可防止肝脓肿形成。

沪上中医名家养生保健指南丛书

3. 增强体质

提高机体的健康素质,增强机体的防病抗病能力,同时尽可能避免诱发机体抵抗力降低的因素,如大剂量化疗、放疗及长期使用免疫抑制剂。

4. 注意饮食卫生

教育患者注意饮食卫生。避免"病从口入"。本病多由于饮食不洁、卫生条件较差所致,特别是阿米巴性肝脓肿患者50%～70%有腹泻或痢疾史,起病时多有菌痢接触史,或饮食不洁史、酗酒、过食生冷瓜果,由此损伤脾胃,热毒暑湿之邪乘虚侵犯肠道,湿郁热蒸,化为脓血而为菌痢,诱发本病。应勤换衣裤,修剪指甲,注意皮肤干净,以防邪毒侵入肌肤,加重病情。

发病后养护

1. 调畅情志

中医学认为喜、怒、忧、思、悲、恐、惊七情既是人们的正常精神意识活动,又会在某些情况下成为重要的致病因素。例如肝郁气滞型患者,平素肝气不舒,胆气郁阻,久而化热生火,以致气结血凝,日久而成肝痈。因此本病的病理复杂,特别存在精神情志变化,精神情志调节治疗本病就显得尤为重要了。让患者消除紧张、恐惧、忧愁、烦恼、愤怒等不良因素刺激,帮助患者树立战胜疾病的信心,适应周围环境和四时变化,免受邪气侵害,消除精神负担和思想顾虑,这是防止七情致病的重要措施。只有保持良好的精神状态,才能使脏腑气血功能旺盛,疾病痊愈。

2. 饮食注意

(1) 早期

注意饮食卫生,饮食宜清淡,少食多餐,忌食辛、甘、肥腻及煎炒之品,以及其他不洁食物。湿热偏重口渴明显者可饮淡绿茶或用地绵草、铁苋草、马齿苋等泡开水饮用。

（2）成痈期

卧床休息，不宜下床活动。高热时要注意使用药物治疗同时根据病情配合物理降温。饮食宜清淡，多吃蔬菜瓜果、绿豆汤等，忌煎烤、油腻、辛辣之品，以免化燥伤阴。

（3）溃疡期

可在大剂量清热解毒的基础上配合活血化瘀以促进炎症吸收，并视其邪正气血的盛衰，热毒瘀滞的轻重，酌情选方用药。饮食清淡，保证一定量优质蛋白质的摄入。必要时给予肝穿抽脓。

（4）恢复期

饮食应低脂肪、优质蛋白质、高维生素、易消化。推荐以下几类食物。

1）谷类 养肝的首选食物，如糯米、黑米、高粱、黍米。

2）大豆及豆制品 含有丰富的蛋白质、钙、铁、磷、维生素B、中等量脂肪及少量糖类对肝脏修复非常有益，但腹胀的时候则少食或不食，待腹胀改善继续选食。

3）河鲜类 如鲫鱼、鳊鱼、银鱼、河虾等，能增强免疫功能，修复破坏的组织细胞、不受病毒侵犯。

4）水果 西瓜有清热解毒、除烦止渴、利尿降压之作用，富含大量糖、维生素及蛋白酶等。蛋白酶可把不溶性蛋白质转化为可溶性蛋白质。另外包括猕猴桃、草莓等优质水果。

血吸虫病

【疾病概况】

血吸虫病俗称大肚子病，是血吸虫寄生于人体门静脉系统，严重危害劳动人民身体健康，属于地方性寄生虫病。临床上以腹泻、肝脾大、肝硬化或血尿等为特征。

急性期以发热、皮炎、肝大和压痛、腹泻或排脓血便为主要表现,伴有周围血中嗜酸粒细胞显著增多;慢性期以肝脾大为主;晚期以肝脏门静脉周围纤维化为主,可发展为门静脉高压症、巨脾与腹水。血吸虫病主要引起肝纤维化,并进展为肝硬化。血吸虫性肝硬化多见于血吸虫病的晚期,是由虫卵大量沉积引起肝内纤维化,重者可引起干支闭塞,这些团块的收缩可使肝脏变形,由于肝细胞的主要血供来自门静脉小支,血供营养不良可致肝细胞萎缩、脂肪变性和非特异性变性,肝小叶有塌陷和纤维隔形成。

中医称之为蛊虫,蛊虫病病程超过 6 个月,以腹痛、腹泻、消瘦、贫血等为主要表现者称为慢性蛊虫病。急性蛊虫病指感染蛊虫疫毒初期,以肤痒、咳嗽、发热、腹痛、腹泻等为主要表现者。

本病多发生于夏秋季,病机特点初期由于表里受邪;中期由于肝脾受损,肺朝百脉,蛊毒虫邪随血脉漂流,引起脏腑器官受损;末期由于水裹气结血凝,肝脾郁滞日久,由气郁血瘀进一步酿成气结血凝,而结为痞块。分为肝脾湿热、肝郁脾虚、瘀血内阻、水湿停滞、肝肾阴虚及肾阳亏损 6 型。本病治疗原则:急性期以杀虫、解蛊毒为主,辅以解表清里;缓解期以滋养气阴为基本治则,力求灭虫彻底,以达到根治目的。

✚【养生指导】

本病以预防为主,采取以灭螺与查治患者、病畜为重点,结合粪便与水源管理及个人防护的综合性措施。早期患病以驱虫为主,晚期肝硬化患者活血化瘀、软肝散结为基本治法,以抗肝纤维化,缓解病情,阻止发展。

一、发病前预防

本病传染源虽为血吸虫,但其须经中间宿主钉螺,然后感染人类,故灭螺与查治患者、病畜为重点,结合粪便与水源管理及个人防护的综合性措施,这样就能切断其传播途径。

二、发病后养护

1. 药物治疗

目前血吸虫病晚期肝硬化患者以中西医结合治疗为主,特别中药抗纤维化治疗,对改善症状、延缓疾病进展,具有独特疗效。西医主要采用广谱抗寄生虫药吡喹酮治疗。该药对急性和慢性血吸虫病患者有一定的疗效,但对晚期血吸虫病患者特别是对晚期血吸虫病巨脾型患者的疗效较差,只能采用降低门静脉高压,消除脾功能亢进,做脾切除等治疗,愈后不佳。

2. 饮食调养

(1) 急性期

禁食辛热刺激等不消化食物(香料、油炸食物)以及烟酒等。

(2) 慢性期

禁食甘肥油腻的食物,如肥肉、羊肉、奶油、巧克力、动物内脏、没鳞的鱼(如黄鳝、甲鱼)等。

(3) 晚期

肝硬化、门静脉高压、腹水者,由于患者的肝脏和身体状况已经很脆弱,饮食宜低盐稀软易于消化而富于营养,如牛奶、米粥、面条、鲫鱼汤、牛肉汤、鲤鱼汤、赤豆汤、豆制品等。血吸虫性肝硬化患者在饮食中要非常注意如下。

1) 忌食过硬、粗糙食物 血吸虫性肝硬化晚期多伴有门静脉高压,过硬、粗糙的食物易引起上消化道出血,是肝硬化患者的常见并发症和死亡原因之一。

2) 忌食辛辣刺激的食物 肝硬化常常并发胃黏膜糜烂和溃疡病。辛辣食物,会促使胃黏膜充血、蠕动增强,从而诱发上消化道出血,引起肛门灼痛和大便次数增多,加重痔疮,引起肛裂。

3) 忌酒 长期饮酒,尤其是烈性酒,可导致酒精性肝硬化,使血吸虫性肝硬化患者病情加重,酒能助火动血,并容易引起出血。另外酒精对肝细胞有直接毒性作用。

沪上中医名家养生保健指南丛书

4) 低盐或无盐饮食　肝硬化患者应严格控制食盐的摄入量。肝硬化无腹水或肝腹水轻微者,每日吃盐≤5克;水肿严重者,盐的摄入量≤1克。

5) 忌食过多的蛋白质　适量蛋白质可以提高血浆蛋白含量,防止或减少肝脏的脂肪浸润,还可以促进肝组织恢复和再生。但过量的蛋白质在体内产生过多的氨,肝脏不能将其转化为无毒物质排出,最终导致肝性脑病。如果已经发生肝性脑病或有肝性脑病前兆的患者,应严格限制蛋白质的摄入量,每日每千克体重≤0.5克。可见,对肝硬化患者,根据病情适当调整蛋白质摄入量有着非常重要的意义。

6) 忌食过多的糖　肝硬化患者由于肝细胞遭到严重破坏,肝脏将单糖合成糖原贮存和将一部分单糖转化为脂肪的功能已降低。此时,若长期大量吃糖,可能出现糖尿并发肝性糖尿病,不利于肝硬化的治疗。

3. 情志调节

肝主疏泄,情绪不佳、精神抑郁、暴怒激动均可影响人体气机的升降,不利于疾病的恢复。鼓励患者树立坚强意志,保持心情舒畅,消除思想负担。

4. 动静结合

急性期以休息为主,晚期肝硬化代偿功能减退,并发腹水或感染时应绝对卧床休息。病情稳定期可做些轻松工作或适当活动,进行有益的体育锻炼,如散步和做保健操、太极拳、气功等。活动量以不感觉到疲劳为度。

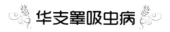

华支睾吸虫病

🟥【疾病概况】

华支睾吸虫病(Clonorchiasis sinensis)是由华支睾吸虫寄生在人体肝内胆管所引起的慢性寄生虫病。成虫寄生在人体的肝胆管内。该病是因为食了未煮熟的含有活蚴的淡水鱼虾而感染，是我国南方常见的寄生虫病之一。临床表现主要为上腹隐痛、肝大、消化不良等，严重者可导致胆囊炎、胆结石、肝硬化，儿童严重肝炎可引起营养不良和发育障碍。

患华支睾吸虫的人和哺乳动物，如猫、狗、猪、鼠等是本病的传染源。传播途径：华支睾吸虫是通过螺-鱼途径传染给人的。带有华支睾吸虫虫卵的粪便污染水源，虫卵可先后感染螺和鱼虾。人主要通过食入含华支睾吸虫囊蚴的生鱼虾而感染。如广东、广西等地区居民喜食"生鱼粥"，江浙一带居民喜食"醉虾"因此而感染本病。另外，生鱼虾中的囊蚴污染厨具和饮水等也可造成感染。感染率高低与饮食习惯有关。人感染后可产生抗体，但对再感染没有免疫力。

根据其病程，可分为急性肝吸虫病和慢性肝吸虫病。

1）急性肝吸虫病 主要临床表现为发热，体温最高可达39℃以上，常伴有畏寒和寒战。多数患者以上腹痛为首发症状，腹痛、腹泻症状似急性胆囊炎；肝区疼痛和肝大，以肝左叶大为主，常伴有明显的触痛，主要与肝内胆管炎症有关；荨麻疹过敏症状。

2）慢性肝吸虫病 主要临床表现为反复多次感染或急性期未得到及时治疗，均可演变为慢性华支睾吸虫病。一般其病隐匿，症状复杂。常伴有急性期症状。亦有无明显临床症状而以肝硬化呕血为首发症状者。临床上可将慢性华支睾吸虫病分为肝炎型、无症状型、胃肠炎型、胆囊胆管炎型、营养不良型、肝硬化型、类侏儒型。

中医学认为本病的主要病因病机为：虫邪侵袭人体，内舍于肝，肝失条达，肝郁乘脾，脾失健运；或肝气郁结，脾虚日久，气血运行不畅，瘀结胁下；或肝郁虫积，损伤肝之阴血；或病延日久，肝不疏泄，脾阳不振，水湿内停；或虫积肝郁化火，加之脾不健运，湿浊内生，郁湿化热，热毒内盛。总之，本病虫积肝郁为本，脾虚为标,证候表现虚实夹杂。所谓"治病必求其本",而本病之根本是虫积肝内,故须驱虫,杀灭或驱逐虫体出体外,以达到治病之目的。基于上述的认识,治疗的原则为疏肝健脾驱虫。

✚【养生指导】

肝吸虫病的养生指导原则:避免华支睾吸虫感染。感染后当以驱虫健脾疏肝为基本原则,减缓症状,缩短病程,预防肝硬化等严重并发症。

一、发病前预防

1. 把住"病从口入"关

由于该病主要通过螺-鱼途径传染,人主要通过摄入含华支睾吸虫囊蚴的生鱼虾而感染。为防止华支睾吸虫感染,应不吃生或不熟的淡水鱼、虾,防止误食囊蚴,把住"病从口入"关。此外,切过生鱼、虾的刀和盛过生鱼、虾的器皿必须洗干净、消毒后再用,以免污染其他食物,使人感染此病。

2. 加强粪便管理,防止虫卵入水

管理好猫、狗、猪等虫卵宿主,减少其传播机会是预防本病流行的重要措施之一。对猫、狗、猪等的粪便应加强管理,不使未经无害处理的粪便进入鱼塘,也不能将其存放在可能与食物有接触机会的地方。同时,要防止水源的污染。

3. 避免寄生虫感染

是疾病预防的关键。控制第一中间宿主,如鱼塘内螺分布的密度过高,可采用药物灭螺,以切断华支睾吸虫病的流行环节。

二、发病后养护

1. 中药驱虫

驱虫中药具有广谱的驱虫作用。相关医术记载苦楝根皮可治蛔虫、鞭虫、钩虫、蛲虫,预防血吸虫;槟榔可驱蛔虫、钩虫、姜片

虫、绦虫、华支睾吸虫等等。它们都有治疗肝吸虫病的作用,但药量宜适当加大。其中槟榔最好选用枣子槟榔,因其多未切片,其中驱虫的主要成分保存较好。有些药物容易霉变,如使君子与榧子,一旦发霉,即不宜用,这样才能充分发挥中药的驱虫作用。

2. 穴位按摩

华支睾吸虫患者,内伤肝脾、络脉瘀阻、升降失常、清浊相混,可以采用穴位按摩的方式进行调养。如肝胃不和时,取穴脾俞、胃俞、足三里、内关、太冲按摩;寒湿中阻时,取穴脾俞、胆俞、至阳、中脘、足三里、三阴交等;气滞血瘀时,取穴肝俞、阳陵泉、太冲;气阴两亏时,取穴期门、章门、三阴交、太冲等。

还可以根据患者的有关症状进行加减配穴,如脘腹痞满加按中脘,恶心呕吐加按内关,神疲无力加按关元,失眠多梦加按神门、足三里等,每日或隔日 1 次。

🌸 肝棘球蚴病 🌿

➕【疾病概况】

肝棘球蚴病,俗称肝包虫病,是一种以狗为终宿主的畜牧区常见寄生虫病,可通过直接感染(与狗密切接触)、呼吸道感染(虫卵随风进入呼吸道)、消化道感染(食用虫卵污染的食物或水源)等方式寄生于人体内各部位,但以肝脏最常见。细粒棘球绦虫引起的肝囊型棘球蚴病和多房棘球绦虫引起的肝泡型棘球蚴病在临床上最为常见。多流行于我国西北地区、内蒙古和四川西部地区。中医学对人体寄生虫早有认识和描述,属中医学"虫积"、"虫鼓"的范畴。

犬绦虫寄生在狗的小肠内,狼、狐、豺等野生动物也可成为其终生宿主,随粪便排出的虫卵排出体外,污染其皮毛、牧场、畜场、土壤、蔬菜和饮水等,虫卵被人或羊、牦牛等其他中间宿主吞食后,即被感染。虫卵在肠内消化液作用下,蚴脱壳而出,穿过肠黏膜,进入门静脉系统,大部分留滞于肝内。蚴在体内发育3周成为包虫囊。包虫囊肿在肝内逐渐长大,引起邻近脏器的压迫症状,并可发生感染,也可破裂播散,导致空腔脏器阻塞等并发症。

患者常病程较久、呈渐进性发展。就诊患者以20~40岁居多。肝囊型棘球蚴病多位于肝脏表面,肝棘球蚴囊极度肿大时,右上腹可出现无痛性肿块,表面光滑,质地坚韧,有饱胀牵拉感。若肝棘球蚴囊向下生长,最终压迫胆总管,可导致阻塞性黄疸;若压迫门静脉可导致门静脉高压,出现腹腔积液;若进一步继发感染和破裂,临床表现为高热、肝区疼痛、肝大伴压痛。囊液破入腹腔或胸腔,可引起过敏性休克,以上均为继发性棘球蚴病。

中医学认为,肝棘球蚴病为患者脾胃损伤,虫邪外袭,痰浊瘀血凝滞,津液留而不行,久聚不散,渐成积聚,病位在肝或在肺,病邪或瘀血,或滞气。积之所成,皆气血津液所化,积久伤气耗血,必然影响脾胃运化,可出现体软无力等多种症状。病久郁而发热,则又可见溃脓等病变。若积聚破裂,致湿痰瘀溃流,毒害机体,阻滞经脉,则可并发多种中毒及脏腑阻塞症。故治疗当以驱虫为主,配合化痰散结、行气化瘀止痛,病之后期则以调补为主、益气养血补虚、调和脾胃等。

✚【养生指导】

肝棘球蚴病的养生指导原则:避免细粒棘球绦虫感染。感染后以驱虫健脾、化痰散结为基本原则,减缓症状,缩短病程,预防严重并发症。

一、发病前预防

1. 避免感染

棘球蚴病主要存在于畜牧区,直接感染主要是由于和狗密切接触,其皮毛上虫卵污染手指后经口感染,若狗粪中虫卵污染蔬菜或饮水,若人畜共饮同一水源,可造成间接感染。所以为防棘球蚴感染,应避免密切接触狗(如抱狗睡觉)和其他可能受感染的肉食动物。

2. 处理虫卵

虫卵对外界的抵抗力较强,常温下可存活 7～16 日;在干燥环境下,可存活 11～12 日;在 0℃ 时,可存活 116 日;在蔬菜水果中,不易被化学杀虫剂杀灭;煮沸及阳光直射对虫卵有致死作用。虫卵在 50℃ 中,1 小时即死亡。

3. 注意卫生

养成良好的卫生习惯,与家畜接触后和饭前洗手的,不食未经洗净煮熟的食物,不喝生水。

4. 加强管理

消灭野狗,加强家犬的管理,切勿让儿童玩耍狗类;加强水源管理,避免污染;动物内脏应充分煮熟才能给狗吃,以免间接传染给人;对已感染的狗给予治疗或捕杀。

二、发病后养护

1. 饮食调养

饮食忌宜同其他肝病,其中最适宜的食物是胡萝卜、西红柿、红枣等红颜色的蔬菜水果。不适宜食物包括罐头食品、油炸及油煎食物和方便面、各种腌制食品。高热期饮食更宜清淡,腹胀时慎用牛奶与糖以避免加重腹胀不适,补充各种维生素,限制脂肪摄入,以保护肝脏。患者食欲好转时,应少食多餐,不宜过饱,吃易消化的食物,以免加重脾胃负担,影响疾病恢复。

疾病后期脾胃虚弱者可用茯苓山药糊调养,将茯苓、山药各 15 克磨粉调成糊状作为早餐或点心。

2. 情志调节

肝棘球蚴病可引起肝炎、黄疸、门静脉高压症、腹水,当出现这些情况时,应当同一般的肝炎、黄疸等对待,"怒"则伤肝,各种不良情绪,特别是暴怒、抑郁等容易导致肝脏功能失调,气机失于疏理,病邪留滞机体时间较长,或加重病情,所以应避免情绪紧张、暴怒、抑郁,保持良好的情绪。

3. 运动忌宜

肝棘球蚴病早期可无明显症状,可以正常工作,当出现肝区疼痛、肝大、转氨酶升高时,要适当休息。患者可以根据肝功能受损的程度,选择适当的运动。肝功能轻度受损者,可适当活动;中度损害者注意卧床休息;重度肝损害者,如明显黄疸、腹水时必须绝对卧床休息,以减轻肝脏负担,利于病情的恢复。

4. 中药驱虫

1)槟榔汤　槟榔90～120克,水煎服,清晨空服1次,服后2小时,始能进食易消化的食物。

2)雷丸粉末　每次10～15克,每日3次。

5. 药膳调治

病后肠胃不适、腹痛、腹泻、舌苔厚腻的患者可食用:①冬瓜薏米粥,冬瓜30克,薏苡仁50克。②薏苡仁茯苓粥,茯苓15克,薏苡仁50克健脾利湿。

6. 穴位按摩

能够减轻包虫病用药后的毒性和不良反应并缓解症状,具有辅助治疗作用。

1)肠胃虚弱　按摩内关、足三里、中脘、天枢。有呼吸道症状者按摩列缺、尺泽。

2)头痛头晕　针刺百会、合谷、太阳、上星。胸闷不适者针刺内关、间使、巨阙。

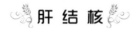

肝 结 核

【疾病概况】

结核属于中医学"痨病"的范畴。肝结核(tuberculosis of

the liver)是结核病的一种,在临床上较为少见,缺乏特异的症状和体征,临床误诊率较高。主要表现为肝外肺、肠等结核引起的临床表现,一般不出现肝病的临床症状,经过抗结核治疗肝内结核可随之治愈,临床上很难作出肝结核的诊断。

由于肝脏的血液供应和淋巴组织丰富,一般进入人体的结核杆菌均能到达肝脏。由于肝脏的再生修复能力较强,并且具有丰富的单核巨噬细胞系统,胆汁也具有抑制结核菌的作用,因此并非侵入肝脏的结核菌都能形成病灶。只有当机体免疫功能低下或大量结核菌侵入肝脏或肝脏本身存在某些病变,如脂肪肝、肝纤维化、肝硬化或药物损伤时才较容易发病。

相关资料记载肝结核的基本病理变化为肉芽肿。临床依据侵入的结核菌数量、部位和机体免疫功能状态等因素的差异分为不同的病理类型,具体如下。

1) 粟粒型 最常见、最严重。诊断困难,为全身血行播散性粟粒型结核的一部分。病变为粟粒大小至2厘米,质硬,呈白色或灰白色多发小结节,广泛散布于全肝。

2) 结节型 又称结核瘤,较少见。病灶比较局限,形成2~3厘米以上、质硬、灰白色的单发或多发结节,甚至融合成团块,酷似肿瘤。

3) 脓肿型 结核灶中心坏死形成白色或黄白色干酪样脓液,可单发或多发,脓腔多为单房,多房少见。

4) 胆管型 该型很少见。肝结核病变累及胆管或脓肿破入胆管形成胆管结核病变,表现为胆管壁增厚、溃疡或狭窄。

5) 肝浆膜型 较为罕见,表现为肝包膜发生粟粒性结核灶或包膜增生肥厚形成所谓的"糖衣肝"。

患者可出现发热、食欲不振、午后发热、乏力、肝区或右上腹痛及肝大等症状,可伴畏寒和夜间盗汗。

主要体征是肝大,还可伴有肝脏触痛、肝质地改变,如果因结节压迫肝胆管或慢性播散性结核病及结核病的终末期伴

沪上中医名家养生保健指南丛书

有肝结核可出现黄疸,黄疸与病情严重程度呈正比,甚至出现腹水。

肝结核亦即中医所说的"肝痨",主要为痨虫侵及肝脏,肝失疏泄,耗蚀肝阴。中医辨证可以分为热毒内盛、痰瘀互结、肝肾阴虚等。

➕【养生指导】

肝结核的养生指导原则:避免结核菌感染,增强机体抵抗力,减少各种诱发因素。发病后抗结核治疗,以减缓症状,缩短病程,防止并发症。

一、发病前预防

预防肝结核的关键是避免结核菌感染,预防和治疗原发性肝外结核。结核菌是一种有致病力的耐酸菌。它对干燥和强酸、强碱的抵抗力很强,能较长期存在于外界环境中,在痰内可存活 20～30 小时,阴湿处存活 6～8 个月。但对湿热的抵抗力很低,煮沸 5 分钟或在阳光下直接曝晒 2 小时即可杀灭。紫外线消毒效果较好。

1) 积极治疗已经感染的结核杆菌。

2) 养成良好的卫生习惯,勿与有活动性肺结核患者共用餐具,定期煮沸消毒餐具,以防交叉感染。

3) 牛奶必须采用巴氏灭菌法(56℃×30 分钟)或煮沸饮用,不饮用生生牛奶。

4) 加强身体锻炼,提高机体抗病能力。

二、发病后养护

1. 抗结核药物治疗

用药方案可参照肺结核,应适当延长疗程。肝结核患者有丙氨酸氨基转移酶(ALT)升高等肝功能异常时,不仅不是抗结核治疗的禁忌证,反而是适应证,疗程中 ALT 可能有小的波动,但很快恢复正常。若是有病毒性肝炎基础的患者,必须同时治疗,以防肝功能进一步受损。

2. 手术治疗

对结核性肝脓肿较大者,在有效抗结核药物治疗的同时,可考虑手术引流或部分肝叶切除术。

3. 安排适宜的环境

结核病是一种慢性病,俗话说:"三分治病,七分养",这是很有道理的。从某种意义上来讲"养"比"治"还重要。家庭休养环境可因地制宜,尽可能保持空气新鲜,患者宜居住在向阳的房间里。

4. 保持乐观的情绪

宜调畅情志,多想、多做一些愉快的事。如听听音乐、看看电视节目或小说,但时间不宜太长。还可以根据自己的兴趣爱好,打打扑克、下下棋等。总之,使患者始终保持情绪乐观、愉快、稳定,但娱乐要有节制。

5. 注意合理营养

一般来说,休养期间要注意加强营养,饮食要规律,要定时、定量。

1) 应吃些营养丰富又易于消化的食物 诸如鸡蛋、牛奶、豆浆、蜂蜜、水果、新鲜蔬菜以及瘦肉、鱼、豆类等,忌食刺激性食品,不可过食、过饱。

2) 注意补充钙质 牛奶和奶制品含有丰富的酪蛋白和较多的钙,有利于结核灶的钙化,因此多饮牛奶是补钙的最佳选择。当然贝类食物和豆制品也含有较高的钙质。

3) 注意养血补血 结核病本身对骨髓造血功能有一定的抑制作用,故应摄入养血、补血的食物。含铁丰富的食物具有补血作用,如动物肝脏、瘦肉、蛋黄、绿叶蔬菜、排骨、食用菌等。

沪上中医名家养生保健指南丛书

肝 梅 毒

✚【疾病概况】

梅毒是一种由梅毒螺旋体引起的性传播疾病。分为 3 期：一期为硬下疳；二期为皮肤梅毒疹；三期为树胶样肿。主要是由于迟发超敏反应所引起皮肤、内脏及中枢神经系统等的梅毒性病变。肝梅毒出现于第 2 期及第 3 期，而肝树胶样肿仅发生于近 1/3 未经治疗的患者，通常在潜伏期以后 3～15 年出现。又称"杨梅疮"、"广疮"、"霉疮"、"时疮"、"棉花疮"等。

梅毒主要通过性接触传播，约占其 95% 以上。感染梅毒螺旋体的早期传染性最强。如果是显性梅毒，可发生性行为接触的任何部位的硬下疳，如生殖器、肛周、直肠、乳头、舌、咽、手指等部位的硬下疳。随着病期的延长传染性越来越小，一般认为感染后 2 年以上性接触就不再有传染性。

患有梅毒的孕妇可通过胎盘传染给胎儿，引起胎儿宫内感染，多发生在妊娠 4 个月以后，导致流产、早产、死胎或分娩胎传梅毒儿。一般认为孕妇梅毒病期越短，对胎儿感染的机会越大。感染后 2 年仍可通过胎盘传给胎儿。

梅毒螺旋体也可以间接接触传染，如通过接吻、哺乳和被患者分泌物污染的衣裤、被褥等日常用品造成传播。

肝梅毒的主要临床表现：皮肤黏膜损害，如玫瑰糠疹、多形红斑、脓疱疹、扁平湿疣，常伴发热头痛、肌肉和关节痛等，全身淋巴结大，但均无痛痒，既可自然消退，又可再发。同时伴有身目小便黄染、肝脾大。

中医学认为本病多因交媾不洁，毒邪侵体，湿热内蕴，皮肤受损，或因母血不洁，毒淫胞胎，胎儿受染遗毒后代而致。根据症状分为以下几个证型：肝经湿热、血热蕴毒、毒结筋骨、肝肾亏损、心肾亏虚。

✚【养生指导】

肝梅毒的养生指导原则:避免梅毒螺体菌感染,避免梅毒的发生。发病后当积极的祛梅及保肝治疗,减缓症状,缩短病程,预防心血管梅毒、肝硬化腹水失代偿等严重并发症。

一、 发病前预防

1. 杜绝不正当的性行为

提倡洁身自好。万一不慎,有了可疑梅毒接触史,应及时作梅毒血清试验,以便及时发现、及时治疗;对性伴侣,应全面了解其性生活史和健康状况,若有可疑症状,应敦促其检查治疗。

2. 注意个人卫生

出门在外,应注意用具的消毒,正常性生活前,注意阴部清洗、消毒。

3. 注意筛查

对疑患梅毒的孕妇,应及时给予预防性治疗,防止梅毒感染给胎儿。

二、 发病后养护

1. 饮食调养

宜进食新鲜富含维生素的蔬菜、水果,忌食油腻食品,忌食辛辣刺激食物,戒烟、酒,多饮水,有利于排出体内毒素。

2. 运动忌宜

患者可以根据肝功能受损的程度,选择适当的运动。肝功能轻度受损者,可适当活动;中度受损者注意意卧床休息;重度受损者必须绝对卧床休息,以减轻肝脏负担,利于病情的恢复。

3. 情志调节

对疾病有一个正确的认识,树立战胜疾病的信心,进行自我心理疏导,放下绝望、自卑、羞愧等心理,对疾病早期诊断、早期

沪上中医名家养生保健指南丛书

治疗。

4. 酌情药膳调治

当梅毒累及肝脏，发生肝损害、肝硬化时，可酌情配合药膳对肝脾进行调理。

1）金银花、菊花饮　选择金银花、菊花各 9 克泡茶，以清热解毒。

2）佛手郁藻粥　佛手 9 克，郁金 6 克，海藻 15 克，粳米 100 克，以疏肝解郁散结。

3）茵陈茶　伴有黄疸的患者，可用茵陈 15～30 克泡茶，具有退黄解毒的作用。

4）茯苓山药汤　茯苓 15 克装袋入汤和山药同煮用于肠胃不适、便溏、纳差的患者，具有益气健脾的作用。

5）玫瑰花茶　情绪抑郁的患者可以服用玫瑰花 6～9 克，以疏肝利胆改善情绪。

5. 局部治疗

1）熏洗方　土茯苓 300 克，苦参 100 克，煎汤外洗。

2）外敷方　生姜、蒲根适量，捣烂外敷。

❀ 伤寒性肝炎 ❀

✚【疾病概况】

伤寒性肝炎系伤寒病伴随的一种中毒性肝炎性病变，伤寒、副伤寒患者并发肝大及肝功能异常或肝组织学改变者称为伤寒性肝炎。中西医均有伤寒之病名，但是意义不同。中医之伤寒泛指外感热病，西医之伤寒专指感染伤寒或副伤寒杆菌引起的急性肠道传染病，属于沙门菌感染范畴。可引起多系统损害，伤寒性肝炎是常见并发症之一。伤寒沙门菌感染按中医辨病而归属于"湿温"的范畴。其基本病机为感受湿热邪毒，当湿热蕴结于肝胆，出现身目小便黄染、或胁肋部疼痛、腹部肿块等症候时，应归属于中医学"黄疸"、"胁痛"、"积聚"的范畴。

伤寒性肝炎临床表现多无特异性,故诊断上易与病毒性肝炎、药物性肝炎相混淆。主要临床表现包括伤寒病的症状:高热,相对缓脉,玫瑰疹,食欲减退,腹胀,腹泻,腹痛,乏力等;和肝脏损伤的症状:肝大,有压痛,并伴随肝功能异常,并可有轻度的身目黄染,可随病情的好转而逐渐恢复。

中医学认为伤寒性肝炎其病因病机为湿热邪毒蕴结肝胆,导致肝胆失于疏泄,肝气郁滞,气滞血瘀,聚集成块;或熏蒸肝胆,胆汁失于疏泄,胆汁外溢,发为黄疸。治病求本,故治疗伤寒性肝炎,当以清热利湿解毒、疏利肝胆为主要治疗大法,并根据兼证,或利湿退黄、调和脾胃,或行气化瘀、软坚散结等。

✚【养生指导】

伤寒性肝炎的养生指导原则:避免伤寒沙门菌感染,增强机体抵抗力,减少各种诱发因素,避免伤寒病的发生。发病后当以清热解毒化湿为基本治法,减缓症状,缩短病程,预防肠穿孔及肠出血等严重并发症。

一、发病前预防

1. 避免细菌感染

1) 杜绝传染源 伤寒、副伤寒,主要通过粪-口途径传播,即伤寒或副伤寒杆菌从感染者的粪便排出,污染水或食物(如牛奶、肉、禽蛋等),然后经口进入体内而感染。也可因与患者或带菌者日常生活接触,或接触苍蝇、蟑螂等污染的用具而感染。其中水源污染是该病传播的重要途径,也是暴发流行的主要原因。

2) 加强管理注意卫生 要注意水源、食物、粪便的管理,消灭苍蝇,防止伤寒或副伤寒沙门菌感染。尽量避免食用生的食物和水,不食不洁食物,饭前便后要洗手,日常用品要经常清洗干净,消灭苍蝇、蟑螂等。家庭中有伤寒患者的应采取防范措

沪上中医名家养生保健指南丛书

施,切断传播途径。发现周围有伤寒患者与其公用的物品要进行消毒灭菌,患者的衣物、床单等用消毒液清洗,不能用水清洗的可以选择在太阳下晒或紫外线消毒。

2. 提高自身免疫力

1) 接种疫苗　易感人群可接种伤寒疫苗。目前常用的有伤寒、副伤寒甲、乙三联菌苗,以及由伤寒杆菌 Ty21a 变异株制成的口服活菌苗等,可酌情选用。

2) 劳逸结合　定期参加体育锻炼,增加自身的抵抗力,以预防疾病的发生、发展,正所谓"正气存内,邪不可干"、"邪之所凑,其气必虚"。当今社会人们生活压力越来越大,工作和生活节奏普遍较快,高强度的工作、辛苦的劳作会大量消耗机体能量,损血耗气,伤害肝脏,容易产生疲劳。而疲劳时自身抵抗力降低,邪毒疫疠之气容易侵入机体,产生疾病。因此,在日常生活中,要注意休息,及时消除疲劳,保证充足的睡眠。

发病后养护

1. 饮食调养

(1) 发热期

伤寒性肝炎病程中常常出现发热、腹泻、呕吐,故饮食应补充水分,维持水、电解质平衡,也有利于体内伤寒杆菌内毒素的排出,从而减轻毒血症状。高热期宜食用高能量、高营养的流质,结合体温下降的情况,进食细软无渣饮食,如米汤、豆浆、蛋汤、肉汤、烂面条等,补充各种维生素,限制脂肪摄入,以保护肝脏。

(2) 恢复期

进入恢复期患者食欲好转时,患者应少食多餐,不宜过饱,吃易消化的软食,避免粗糙不易消化甚至带骨、刺的食物,防止肠出血和肠穿孔。在《内经》中有"病热少愈,食肉则复,多食则遗,此其禁也"的记载。在饮食上,应当忌食辛辣刺激之品,诸如葱、姜、蒜、辣椒、胡椒、韭菜、蒜苗、咖喱、香菜、香菇、香椿、春笋、多种烹饪调料等;禁酒及其各种饮料,诸如白酒、啤酒及各种洋酒,所有含糖的食品(饮料,水果);禁高能量食物,如羊肉、牛肉、海鲜、巧克力、牛油、油炸食品、虾蟹、火锅、浓肉汤,以及热性水果如荔枝、桂圆、火龙果等。

2. 运动忌宜

在恢复期的患者不可过度疲劳,休息 2 个月后如无不适可以慢慢恢复到正常的工作和生活状态,循序渐进地参加一定的体育锻炼,有助于气血流通,增强体质,必要的休息可以消除疲劳,恢复体力和脑力,有利于健康,所以要做到劳逸结合。运动量必须循序渐进,以不感觉疲劳为度。另外,患者应避免长时间看书、看电视、看电脑等。

3. 情志调节

"怒"则伤肝,各种不良情绪,特别是暴怒、抑郁等容易导致肝脏功能失调,气机失于疏理,病邪留滞机体时间较长,或加重病情,所以应避免情绪紧张、暴怒、抑郁,保持良好的情绪。

4. 自我穴位按摩

(1) 病后调养

取穴肝俞(在背部,当第 9 胸椎棘突下,旁开 1.5 寸)、胆俞(在背部,当第 10 胸椎棘突下,旁开 1.5 寸)、脾俞(在背部,当第 11 胸椎棘突下,旁开 1.5 寸)、胃俞(在背部,当第 12 胸椎棘突下,旁开 1.5 寸)。

(2) 残留黄疸调养

取穴内关(在前臂掌侧,当曲泽与大陵的连线上,腕横纹上 2 寸,掌长肌腱与桡侧腕屈肌腱之间)、足三里(在小腿前外侧,当犊鼻下 3 寸,距胫骨前缘一中指横指)、阳陵泉(在小腿外侧,当腓骨头前下方凹陷处)、中脘(在上腹部,前正中线上,当脐中上 4 寸)。

沪上中医名家养生保健指南丛书

常见 **肝胆** 疾病的中医预防和护养

第九节　肝脏血管性疾病

 【疾病概况】

　　肝脏血管性疾病包括肝动脉病变、门静脉病变、肝静脉病变、窦状隙病变。这些血管性疾病尤其在早期往往并无症状难以作出诊断。但当肝动脉或门静脉的灌注因病变而明显减少时肝实质的功能将随营养和氧供减少而受到影响。中医学中没有明确区分，根据其临床症状，大致将本病归为"胁痛"、"腹痛"、"黄疸"、"水臌"、"积聚"、"血证"等范畴。

一、肝动脉病变

　　肝动脉病变包括肝动脉阻塞、肝动脉炎、肝动脉瘤、肝动-静脉瘘等疾病。

1. 肝动脉阻塞

　　即肝动脉及其分支阻塞，最常见的病因是动脉粥样硬化，常见于老年人，大多发生在腹腔动脉或肝总动脉水平；结节性多动脉炎或亚急性感染性心内膜炎可引起多发的肝内动脉小分支阻塞，在此基础上若继发感染可导致肝梗死和脓肿。腹腔内恶性肿瘤向肝门区或沿肝动脉浸润也可引起肝动脉阻塞；另外，外科手术和其他医源性损伤亦可导致肝动脉的阻塞。正常情况下肝动脉约供应肝全部血流及肝实质所需氧的50%，其余所需部分均来自门静脉，在这种由肝动脉及门静脉双重供血的特殊形式中存在一种复杂的内在联系，即一个系统血流供应减少时，另一个系统能代偿性增加使肝脏的总血流量仍保持相对恒定。肝动脉侧支循环丰富门静脉血流代偿功能强大，因而肝动脉的原发或继发阻塞常不产生明显的症状和后果。

沪上中医名家养生保健指南丛书

2. 肝动脉炎

即结节性多动脉炎累及肝脏动脉引起炎症改变,临床多表现为全身性症状,如不规则发热、体重减轻、乏力、多汗、关节痛和肌肉疼痛,有些也可出现高血压、肾脏病变等。

3. 肝动脉瘤

分为肝内型和肝外型,初期多无明显症状而常被忽略,后期可出现胁肋部绞痛或钝痛、黄疸等表现,亦可因瘤体破裂导致胆管及肝管出血而致呕血、黑便、腹痛。

4. 肝动-静脉瘘

即肝动脉与门静脉之间的瘘管,可为先天性或后天获得性,常见于肝硬化。先天性肝动-静脉瘘可由遗传性出血性毛细血管扩张症引起;后天性肝动脉或脾动-静脉瘘可发生于肝动脉或脾动脉瘤创伤性破裂后,偶可因肝穿刺活检后引发肝内动-静脉瘘。

二、门静脉病变

门静脉病变包括门静脉血栓、先天性门静脉异常、化脓性门静脉狭窄、Cruveilhier-Baumgarten 综合征等。

1. 门静脉血栓

多发生于直接损伤门静脉后,如脐炎、腹腔内炎症(如阑尾炎、胆道感染、胰腺炎、炎症性肠病等)。肝硬化门静脉高压也会引起门静脉血栓的发生。临床表现在很大程度上取决于引起门静脉血栓的基础疾病,其本身的症状、体征则与其发生的部位、速度、阻塞范围及程度等有关。急性者常有呕血、恶心呕吐、腹痛和腹泻等,也有黑便为初发症状;慢性者则有常规的门静脉高压症状,如腹围增大、体重减轻等表现,随着慢性化的进展,可出现左侧腹壁静脉怒张、脾大等。

2. 化脓性门静脉炎

门静脉主干及其分支的化脓性炎症,常与细菌性肝脓肿并存,但现已少见。本病多因门静脉系统引流脏器的化脓性感染灶引起,如阑尾炎、阑尾脓肿、肝胆系统化脓性病变、盆腔化脓性炎症、脐静脉感染等。临床多表现为原发病症状,并有寒战、发热、盗汗、颧红、胁痛、身目黄染、舌红苔少、脉弦细等症状。

3. Cruveilhier - Baumgarten 综合征

该综合征继发于肝硬化、晚期血吸虫病等原因引起的门静脉高压,是门静脉高压症的征象之一;其出现是因门静脉高压致侧支循环开放,脐静脉与上腔静脉重新联通,脐周静脉丛曲张,所以出现从脐周向四周放射呈水母状的静脉曲张体征。可伴有门静脉高压症的所有临床表现,如乏力、腹胀、食欲不振、身目发黄、鼻出血、牙龈出血及下肢水肿等。

肝静脉病变

肝静脉病变包括肝静脉闭塞症、肝内门静脉-肝静脉吻合、Budd-Chiari 综合征等,其中 Budd-Chiari 综合征囊括肝静脉及下腔静脉阻塞导致的门静脉血流异常的情况,因此本节主要介绍Budd-Chiari 综合征。Budd-Chiari 综合征,即肝静脉/下腔静脉阻塞综合征,其发病多因肝静脉主干/肝段下腔静脉的多种性质阻塞导致肝静脉回流受阻,一般认为血栓和蹼膜狭窄是构成Budd-Chiari 综合征阻塞的主要病变类型。根据 Budd-Chiari 综合征的临床表现可将其分为暴发型、急性型、亚急性型和慢性型。暴发型罕见,起病急骤,进展快,多于起病后数小时或数日内死于暴发性肝衰竭;急性型起病急,病程多为 1 个月以内,常表现为上腹剧痛、恶心、呕吐、腹胀、肝大和急剧增加的腹水,有时可伴有发热,脾大,可进展为急性肝衰竭,在此基础上,黄疸会进行性加深,出现肝性脑病、凝血障碍、肝肾综合征或消化道大出血,治疗不及时极易死亡;亚急性型病程多在 6 个月左右,几乎都有肝大、胁肋部痛、大量顽固性腹水并有下胸部、腰背部浅静脉怒张等下腔静脉阻塞征,此型病变可累及肾静脉,引起血尿、蛋白尿,严重者少尿、无尿、氮质血症;慢性型最为常见,病情进展慢,病程可持续数年甚至长达 10～20 年,多表现为门静脉高压和下腔静脉高压综合征,如乏力、腹胀、食欲不振、身目发黄、浅静脉怒张及下肢水肿等。

四、窦周隙病变

肝窦是相邻肝板之间的腔隙,是一种特殊的毛细血管,窦周隙病变包括肝紫癜病、肝窦扩张、窦周纤维化。肝紫癜病是一种罕见的疾病,主要特征表现为肝实质内多发的大小不等的充满血液的囊腔,当含血腔隙数目较少、体积小时,可以没有任何临床症状,范围较大者可表现为肝大、门静脉高压、食管胃底静脉曲张、腹水、肝衰竭,破裂后发生腹腔大出血、休克等。肝窦扩张、窦周纤维化是肝脏微结构经长期刺激下在组织学上的改变,被认为是肝脏纤维化和肝硬化的起始状态,与肝紫癜病一起被认为是同一病理过程,表现在不同的内皮细胞受损状态。

中医诊治肝血管疾病,根据其临床症状体征的不同,归属于"胁痛"、"腹痛"、"积聚"、"黄疸"等范畴。其中以胁肋部疼痛为主要症状者,则分为肝郁气滞、瘀血阻络、肝胆湿热、肝络失养进行辨治;以腹痛为主要表现者,分为湿热壅滞、肝郁气滞、瘀血内停、中虚脏寒进行辨治;以腹内结块或胀或痛为主要表现者,则分为肝气郁结、食滞痰阻、气滞血阻、淤血内结、正虚瘀结进行辨治;以黄疸为表现者,可分为阴黄及阳黄之不同,细分为肝胆湿热、湿困脾胃、热毒炽盛和寒凝阳衰进行辨治;以腹部膨隆、胀大如鼓为主要表现者,则分为气滞湿阻、水湿困脾、水热蕴结、瘀结水留、阳虚水盛、阴虚水停进行辨治;以吐血、便血为主要表现者,分为肝火亢盛、气虚血溢、脾胃虚寒等进行辨治。

➕【养生指导】

肝脏血管性疾病平常并不多见,初起没有明显症状及体征,患者一般在体格检查时发现本病,有些血管类疾病后期往往会出现较为严重的并发症,如腹水、上消化道大出血、肝性脑病甚至休克,因此积极治疗基础疾病是预防本病的关键。

▬◥ 发病前预防

1. 防治动脉粥样硬化

肝动脉阻塞最常见的病因是动脉粥样硬化,常见于老年人。因此,防治动脉硬化是预防肝动脉堵塞的关键,并且防治动脉粥样硬化对减少心血管疾病的发生也非常重要。《黄帝内经》曾提出:"上医治未病",即通过合理膳食、运动保健、改变不良的生活习惯,合理安排工作与生活,戒烟戒酒,有原发基础疾病的要对原发疾病进行治疗,控制好血压、血脂和血糖,减少动脉粥样硬化的发生率。

2. 膳食宜忌

肝动脉炎多因结节性多动脉炎累及肝脏而致,其预后并不乐观,中医病因病机为过食辛辣、肥甘油腻,风湿热邪侵犯血管,以湿热瘀阻、寒湿入络为主。在中医养生方面,首先要注意饮食禁忌,即饮食应以营养丰富、易消化食物为主,忌食辛辣、烟酒、油腻、煎炸食物。

在合理膳食方面,注意如下。

1)膳食总能量不能过高,以维持正常体重为度,40岁以上者尤应预防发胖。

2)特殊人群,饮食更要注意,如体质指数超标的人更宜低脂、低胆固醇膳食,并限制蔗糖及含糖食物的摄入。

3)低胆固醇、低动物性脂肪食物是中年人的首选。年过40岁者即使血脂无异常,也应避免经常食用过多的动物性脂肪和含胆固醇较高的食物。

4）饮食要清淡,不食荤油,多食富含维生素 C 的果蔬和适量的植物蛋白。

另外,生活要有规律,保持乐观、愉快的情绪,避免过度劳累和情绪激动,注意劳逸结合,保证充分睡眠。

3. 避免滥用药物

滥用药物均会加重疾病,中西药物在治疗疾病的过程中,均有一定的毒性和副作用,有些药物还有肝毒性或会发生过敏,所以不可乱用药物。但若有感染还应及时治疗,以免加重疾病。如门静脉血栓及化脓性门静脉炎多因门静脉的直接损伤引起,其基础疾病常有腹腔感染性疾病及门静脉系统引流脏器的化脓性感染灶,如阑尾炎、脐炎、胆道感染等。因此,积极抗感染治疗是避免发生此病的重中之重。

二、发病后养护

肝血管疾病初起多无明显症状,患者在疾病后期出现症状时方才意识到本病,此时多已出现了较为严重的肝脏损害以及门静脉高压症,如腹水、身目黄染、下肢水肿甚至上消化道出血等症状。

1. 饮食调养

疾病后期多出现胁肋部疼痛不适,常伴胸闷、腹胀、嗳气呃逆、急躁易怒、口苦纳呆、厌食恶心、舌质红、苔薄白、脉弦等症。饮食上应以质软易消化食物为主,忌食肥甘辛辣(如羊肉、狗肉、韭菜、龙眼、荔枝等),禁止饮酒吸烟,酒精可以加重肝脏急性损伤,并禁食过冷过热、难以消化的粗纤维食物,因为此时患者食管胃底静脉曲张,过硬、太刺激食物易划破曲张血管,导致上消化道出血;另外,根据自身食欲和消化功能来选择脂肪的摄入量,不宜吃过多的肉类、糖类,过咸、过甜的都要尽量忌口。患者还可适当食用新鲜蔬菜或水果,以补充维生素和微量元素。出

沪上中医名家养生保健指南丛书

现腹部胀大如鼓,腹壁青筋显露,脐孔突起,伴乏力、纳差、尿少、苔白腻、脉弦或沉细等症时,应予低盐、适量饮食,如《诸病源流犀烛·肿胀源流》中说:"先令却盐味,厚衣裳,断妄想,禁愤怒"。强调生活调养中应注意低盐、保暖、调情志的理念。

2. 运动忌宜

当病情严重,出现中重度腹水、感染,甚至有活动性出血征象时,需要绝对卧床休息,避免一切体力活动,直至病情得以缓解,可以适当活动,但以不自觉疲乏为准。过度的劳累(包括体力劳动、脑力劳动及房劳等),会加重肝病患者的病情,不利于疾病的康复。注意个人卫生,根据天气冷热及时加减衣物、被褥,避免感染发生。

3. 情志调养

中医学认为,情志不遂易伤肝,郁怒时人体肾上腺素分泌会出现异常,从而影响到肝脏,使疾病迁延日久不愈,甚至可以加重病情。忧思伤脾,而脾脏的功能紊乱时也会影响到肝的正常功能,导致肝脾两脏出现失调。如《金匮要略·积聚统论》篇说:"凡忧思郁怒,就不得解者,多成此疾"。因此舒畅情志,使身心愉悦对疾病的恢复和预防有着重要的作用,避免过怒、过悲、过劳及过度紧张。

4. 自我穴位按摩

以胁肋部疼痛为主要症状的患者,可自行按摩肝俞(在背部,当第9胸椎棘突下,旁开1.5寸)、胆俞(在背部,当第10胸椎棘突下,旁开1.5寸)、肾俞(在背部,当第2腰椎棘突下,旁开1.5寸处)、期门(在胸部,当乳头直下,第6肋间隙,前正中线旁开4寸)、足三里(在小腿前外侧,当犊鼻下3寸,距胫骨前缘一中指横指)、三阴交(在小腿内侧,当足内踝尖上3寸,胫骨内侧缘后方)。以腹胀大如鼓,下肢水肿为主要症状的患者,可自行按摩太白(在足内侧缘,当足大趾本节后下方赤白肉际凹陷处)、水分(于上腹部,前正中线上,当脐中上1寸)、足三里(在小腿前外侧,当犊鼻下 3 寸,距胫骨前缘一中指横指)、三阴交(在小腿内侧,当足内踝尖上 3 寸,胫骨内侧缘后方)。以身目黄染为主要症状的患者,可自行按摩内关(在前臂掌侧,当曲泽与大陵的连线上,腕横纹上 2 寸,掌长肌腱与桡侧腕屈肌腱之间)、足三里(在小腿前外侧,当犊鼻下 3 寸,距胫骨前缘一中指横指)、阳陵泉(在小腿外侧,当腓骨头前下方凹陷处)、中脘(在上腹部,前正中线上,当脐中上 4 寸)。中脘、水分用拇、示两指由左右向中按压,其余穴位用拇、示两指由上而下指压,一面吐气一面强压 6 秒钟,每回压 5 次,每日压 5 回。以腹中积块,有胀闷或疼痛不适为主要表现的患者,可自行按摩三阴交、足三里、内关(仰掌,位于前臂正中,腕横纹上 2 寸)等。

第十节　肝脏代谢性疾病

肝豆状核变性

➕【疾病概况】

肝豆状核变性又称威尔逊病,是一种遗传性铜代谢障碍所致的以肝硬化和以基底节为主的脑部变性疾病,属遗传性疾病。临床表现为进行性加重的椎体外系症状、肝硬化、精神症状、肾功能损害及角膜色素 K－F 环。本病发病率低,为 0.2/10 万人口,患病率为 1/10 万人口,可归属于中医学"颤症"、"癫狂"、"黄疸"、"积聚"、"鼓胀"等范畴。

本病的主要病机为先天禀赋不足,铜毒内聚,诸证皆因之而起。本病主要证型:痰瘀互结、肝气郁结、肝肾精亏。

➕【养生指导】

肝豆状核变性的养生指导原则:避免诱因,发病后以化痰逐

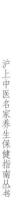

瘀、清肝降火、滋阴潜阳为主要治则,注意低铜饮食,病后注重休息,规范服药。

一、发病前预防

1. 避免诱因

该病发病前多有诱因,如惊恐、大怒、药物损伤、酒精肝、极度疲劳等,最常见的诱发因素为惊恐。所以,避免惊恐、合理饮食的中医治则可有效预防该病。

2. 饮食宣教

肝豆状核变性的患者如果进食高铜饮食,会加重肝脏负担,因此促进铜排出与减少铜的摄入是预防该病发生的重要措施,可见,饮食宣教尤为重要。

二、发病后养护

1. 饮食调养

1) 低铜饮食 每日食物中含铜量不应多于 1 毫克,忌食含铜量高的食物,包括麦片、葵花籽、干豆、芝麻、核桃、肝、肾及猪肉、龙虾、蟹、绿叶蔬菜(青菜、菠菜等)。宜选用含铜量低的食品,如粗米、粗面、荞麦、南瓜、瓢儿菜、小米、玉米、高粱、牛奶、豇豆、土豆、白萝卜、胡萝卜、芥蓝、荸荠、藕、芹菜、鲫鱼、鲢鱼、墨鱼、黄鱼、鳕鱼、青鱼、鳊鱼、鲈鱼、梭鱼、大马哈鱼、鳗鱼、带鱼、黄鳝、泥鳅等。其次,烹饪食物、煮水时应注意不使用铜制器皿。

2) 饥饱适宜 忌饮食过饱、大吃大喝,以免加重肝脏、胃肠道负担。

3) 饮食清淡 宜进低蛋白、低糖、低铜、清淡、易消化的食物。日常饮食中可适当增加有机酸的摄入。因为有机酸与铜结合将生成不溶性化合物,在延缓铜的吸收的同时也会加速铜的排泄。

2. 情志调养

《黄帝内经》说:"恬淡虚无,真气从之;精神内守,病安从来?"保持良好的心态,不和别人攀比,不要过于争强好胜,保持平和心态,防止疾病发生。

3. 注意休息

实验证明,人体在平卧时,出入肝脏的血比站立时至少多40%,此时,平卧静养等于自我输血。肝脏是人体重要的化工厂,机体代谢所需的营养物质都在肝内生成、运输、转化和储藏。因此,运动量增加,肝脏就要加速工作。所以肝病患者休息最为重要。最好的休息就是睡眠,肝病患者要保证睡眠充足。晚上按时休息,就寝时间不超过晚上 11 点。

4. 规范服药

肝豆状核变性发病后的恢复期间,应继续服用排铜药物,不能随意停药,并且定期检测血清铜蓝蛋白、24 小时尿铜排泄量,由于有些排铜药物长时间服用后效果明显下降,所以需要在专科医生的指导下进行换药,防止病情反复。

5. 针灸治疗

针灸治疗肝豆状核变性有一定的效果。有研究表明,针刺风府、哑门、至阳、四神聪、悬钟、三阴交、外关、中渚、后溪、太冲、申脉有效。流涎、吞咽困难加廉泉、合谷、列缺;震颤、痉挛、强直加百会、筋缩、支沟、曲池(以上各穴若为双侧穴位均取双侧)。采用平补平泻方法。每日 1 次,治疗 5 日休息 2 日,4 个月为 1 个疗程。

❀ Reye 综合征 ❀

✚【疾病概况】

Reye 综合征,又称瑞氏综合征、脑病合并脂肪变性(encephalopathy with fatty degeneration of the viscera),是因多

脏器脂肪浸润所引起的以脑水肿和肝功能障碍为表现的综合征。本病的临床特点:病毒感染后出现脑病的症状(意识障碍、惊厥)、肝功能异常及代谢紊乱。多发生于6个月至4岁的婴幼儿和儿童,亦可见于其他年龄段。属中医学"厥证"、"发热"、"脑病"等范畴。

患儿发病前2周内常有呼吸道或消化道感染的前驱症状,如发热、流涕、咳嗽、呕吐、腹痛、腹泻等。

发病时,患儿突然出现剧烈的头痛、频繁呕吐及烦躁不安的表现,之后神经系统症状快速进展,由开始时的兴奋烦躁、精神错乱、嗜睡,转为惊厥、昏迷,甚至出现去大脑强直状态,舌质红少苔,或剥苔,脉细数或弦紧。随着病情的发展,部分患者病情逐渐恶化,意识障碍和颅内压增高进行性加重,最后可因发生脑疝和脑干功能障碍死亡。肝脏受累的症状是Reye综合征特征性的临床表现,由于Reye综合征病理改变主要在细胞内的线粒体,并不影响胆红素的代谢,故临床上通常表现为肝功能异常而无黄疸。查体可见肝脏轻度或中度增大。

✚【养生指导】

Reye综合征的养生指导原则:避免病毒感染,婴幼儿避免使用水杨酸类药物(如阿司匹林),增强机体抵抗力,减少各种诱发因素。发病后当以退热镇静、和胃止呕为基本治法,减缓症状,减少病死率,防止并发症发生。

一、发病前预防

Reye综合征的病因尚不明确,但研究表明阿司匹林或含阿司匹林的药物会引发该病。多数患儿发病前会有不同程度的病毒感染,并有服用阿司匹林的病史,因此明确病毒感染时,对患儿尽量少用水杨酸类的退热药物。

二、发病后养护

1. 对症和支持治疗

Reye综合征的病情重、进展快,不同的患者可能出现不同脏器受损。应及时针对患者具体的情况给予必要的对症和支持治疗。发病后,多数患儿出现低血糖和高血氨的症状,少数患儿伴有脱水和代谢性酸中毒等。因此应适当补充水分,纠正水电解质及酸碱平衡,比如给患儿多喝水和淡的果汁,口服西瓜汁、橙汁、荸荠汁、地黄汁等,以纠正低血糖现象。同时限制高蛋白食物过量摄入,如羊肉、甲鱼、鸡肉、黑鱼等,所食食物应以低盐、清淡的流质、半流质为主。

2. 膳食调理

有惊厥病史的患者,可用茯苓、柏子仁做粥;行动不便的患者,可用山药、黄芪粥调理脾胃,芍药、乌梅煎汤柔肝缓急,减轻患侧肌肉抽搐。

3. 康复治疗

Reye综合征病死率10%～40%,部分存活的患者仍可能遗留智力障碍、癫痫、瘫痪及行为异常等后遗症。这类患者平时可以借助康复仪进行理疗康复锻炼,促进病情的好转。

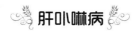

肝卟啉病

✚【疾病概况】

肝卟啉病(hepaticporphyria)是由于肝内卟啉代谢紊乱所引起的间歇发作性腹痛、呕吐、便秘及神经精神症状等一系列综合征,以青壮年发病为多,是常染色体显性遗传性疾病。本病属中医学“腹痛”、“癥症”、“黄疸”,“心悸”等范畴。

本病临床表现众多,以腹部绞痛和神经精神症状的间歇发作为特征。服用巴比妥类、磺胺类药物或应激状态会诱发病。

腹部表现类似急腹症,剧烈绞痛,伴便秘、恶心呕吐。但腹痛无固定部位,无反跳痛和肌紧张。外周运动神经障碍表现有四肢软弱无力、轻瘫,甚至软瘫。精神症状有抑郁、精神错乱、幻觉等。症状常反复急性发作,可持续数日至十几日。另外可有自主神经功能失调表现,如心动过速、高血压病、尿潴留。临床上常见乏力、纳少、腹痛明显、心悸失眠、尿色黄赤、舌红暗苔薄黄腻或薄白,脉弦紧或弦数。

✚【养生指导】

肝卟啉病的养生指导原则:早期染色体检测,避免巴比妥类、磺胺类药物或应激状态所诱发。治疗原则为温中理气止痛、养心安神、疏肝理气、健脾燥湿、活血化瘀、清热解毒等。

一、发病前预防

肝卟啉病如能早期诊断、注意防治,预后不一定很差。长期反复发作者,预后欠佳。有神经症状者预后不良,患者常在一次急性发作中死于上升性瘫痪或呼吸麻痹,病死率为 15% ～20%。死亡病例大多是 30 岁以下的青年。早期发现的患者,注意避免各种诱发因素,发作期间注意支持疗法和护理,特别对呼吸麻痹患者进行呼吸监护,合理应用血红素抢救治疗,病死率可大为降低。随着年龄的增长,本病病情倾向于减轻,预后较好。忌酒可使患者皮肤症状减轻,并使肝功能得到改善。

二、发病后养护

1. 药膳调养

肝卟啉病是常染色体显性遗传性疾病,好发于青壮年。一般成年后,其病症趋于缓和,以光感性皮损为主,预后较好。

在婴幼儿时期,应避免药物诱发急性肝功能损害,平时可适当补充铁质,如用猪肝、鸭肝、鸡肝和菠菜、胡萝卜、西红柿、藕片等煲汤。或给予鸡蛋羹每日 1 个,喂食婴幼儿,以补充铁质。成年后发病以慢性光感性皮损为主,故饮食中应避免花菜、空心菜、茭白、笋类等光敏感性食物,亦可配合针灸、推拿、药浴等不同的对症治疗。

2. 益气养血

患者由于血中和尿中卟啉含量较高,引起一系列病变,发病时以急性腹痛为主,恶心呕吐,伴有便秘,故西医往往大量使用激素疗法或放血疗法。肝脏中卟啉的积聚和尿中卟啉的排泄增多是肝内卟啉合成过多所致,放血后体内血红蛋白的产生增加,使原来产生过多的卟啉和卟啉原纳入合成血红蛋白的正常渠道中,另外也与放血减轻肝内的铁负荷有关。

激素和放血疗法往往使患者出现向心性肥胖,气虚乏力,可予益气养血的药物调理,如四物汤、四君子汤、八珍汤、六味地黄丸、人参养荣丸等配合治疗。女性患者应注意经期血量,如月经量较多,应遵照医嘱,适当减少激素的用量。

3. 对症治疗

肝卟啉病患者应及时戒酒,乏力明显时可予黄芪 30 克、当归 6 克煎汤服用;尿色深黄时,可予车前草 30 克煎茶代饮;腹痛明显时可予柴胡、白芍煎汤,柔肝缓急止痛,或予人参理中丸温中止痛,也可用痛泻要方扶脾泻肝止痛。

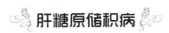

肝糖原储积病

【疾病概况】

肝糖原储积病是一种先天性糖代谢紊乱性疾病,主要由糖原代谢的缺陷而导致糖原分解或合成障碍,从而导致肝及其他脏器中糖原过多储积。肝糖原储积病各型的临床表现分述如下。

Ⅰ型:患儿出生后即出现低血糖,除非每 2～3 小时进食一

沪上中医名家养生保健指南丛书

次,否则患儿啼哭、烦躁不安、多汗、惊厥甚至昏迷等。长期频发导致智力低下,生长迟缓,往往于2岁前夭折。此外,还有肝大、高脂血症,伴有酮症和乳酸性酸中毒、高尿酸血症。

Ⅱ型:分为婴儿型、青少年型及成年型。婴儿型多在3～6个月出现症状,有的在出生时即出现,临床表现为骨骼肌张力低,心脏明显扩大,舌体增大及不同程度的肝大,面容可似克汀病婴儿,常有呛咳、呼吸困难,多数患儿在2～3岁时因心脏病变及呼吸衰竭而死亡。青少年型表现为进行性肌营养不良,患者步态异常,但无心脏病症的表现。成年型仅表现为骨骼肌无力,症状有时非常轻微或无症状。

Ⅲ型:幼儿患者,可有严重的糖类、脂肪等代谢紊乱,身材矮,患者无乳酸性酸中毒、高尿酸血症。较轻者多见于成年人,仅有肌无力或无症状,肝大,可发展成肝纤维化、肝硬化。

Ⅳ型:常见于初生后2～3个月的婴儿,临床表现为肝大、生长障碍、肌张力低,以后发展为肝硬化,常于2岁左右夭折,初生婴儿有肝硬化者应疑为本病。

Ⅴ型:一般于青少年发病,临床上仅有骨骼肌受累的症状,表现为中度运动后肌肉酸痛、四肢僵硬痉挛,咀嚼后亦有肌痛,肌力常减弱、不能坚持运动或劳动,多数患者有肌红蛋白尿,甚至发生肾衰竭。

Ⅵ型:临床表现与Ⅲ型相似,但相对较轻;以肝大为特征,低血糖症较轻或可不发生。

Ⅶ型:本病症状似Ⅴ型,临床上呈运动后肌肉酸痛、痉挛,伴肌红蛋白尿。

Ⅷ型:男性患者表现为肝大,偶有低血糖反应,一些患者生长迟缓,所有患者皆可在青春时自行缓解,女性患者表现轻度肝大。此型疾病虽相对常见,但往往被忽视,调查患者的家族史时,常发现家族中有幼年腹膨隆而成年后正常者。

Ⅸ型:患者通常有低血糖、肌肉痉挛和一定程度的智力损害。

Ⅹ型:临床罕见,可见肝大。

✚【养生指导】

由于本病属先天性糖原代谢紊乱性疾病,多为常染色体隐性遗传,所以优生优育是预防本病发生的关键,同时要注意围产期保健,禁止近亲结婚。对已发病的患儿,要注意观察血糖情况,防止发生低血糖,鼓励患儿加强身体锻炼,劳逸结合,并密切监护病情的发展变化情况。

■ 发病前预防

本病目前尚无特殊治疗方法,饮食调养对控制患儿的症状及延缓病情进展有一定作用。

1. 高蛋白

氨基酸部分可转化为草酰乙酸,有助于纠正酮酸中毒,其糖原异生作用还可防止低血糖发生。因此,对Ⅲ、Ⅵ、Ⅸ型患者,宜选择蛋类、肉类、奶、豆制品、禽肉、鱼类等含蛋白含量高的食物。

2. 糖类

过去多主张高糖类饮食,近年来,提出采用低糖类饮食。有学者认为,如患儿采用低糖、高蛋白饮食一年左右,可避免高酮血症和高血糖而无低血糖发生,临床症状亦获缓解。

3. 维生素

宜进食含维生素多的食品,多吃新鲜蔬菜、瓜果。国外有专家对Ⅰ型糖原患儿,采用夜间鼻饲法喂养或增加进食频度的多餐喂养法(其成分为蛋白 15%、淀粉 50%～70%、脂肪 15%～35%)均可使其生长指标获得改善,肝脏回缩,患儿生长加速,但疗程需长达 5 年以上。

沪上中医名家养生保健指南丛书

二、发病后养护

本病是一种先天性糖原代谢紊乱性疾病,目前缺乏有效的治疗方法及手段,中医养护方法如下。

1. 药膳药饮

1) 白术扁豆枣皮汤　适用于脾肾两虚型的患者,临床多见步履艰难、神疲乏力、纳呆厌食、便溏、畏寒肢冷、精神萎靡、目无光彩、发育欠佳、形体矮小、肌肉松弛、智力发育迟缓、空腹血糖降低、肝大或不大、舌质淡、苔白、脉沉细,可予白术、扁豆、枣皮各 15 克熬汤。

2) 黄芪红花饮　适用于气虚血瘀型见肝脏中等度或显著肿大,以致腹部膨满,腹壁静脉曲张,生长发育迟缓,皮肤菲薄,神疲乏力,多汗、以夜间为甚,纳少便溏,丙氨酸氨基转移酶显著增高,空腹血糖降低,B 超及肝 CT 扫描示肝脏弥漫性大,舌质暗淡,可有瘀斑瘀点,苔薄白,脉细或涩。黄芪 20 克,红花 6 克煎汤代水。

2. 针刺疗法

可配合中西药物治疗,以平补平泻手法为主,对提高机体免疫力,增强糖代谢,纠正糖代谢紊乱,减少糖原储积有一定作用。对症选穴如下。

1) 肝大疼痛:期门、肝俞、支沟、阴陵泉。

2) 惊风抽搐:人中、合谷、内关、太冲。

3) 脾肾阳虚:大椎、脾俞、命门、关元、气海、百会、足三里,针灸并用。

3. 单方验方

1) 山楂、山药各 15 克,水煎服。适用于本病胁痛偏食滞者。

2) 银耳、枸杞子各 12 克,隔水炖熟分次饮。适用于本病呕吐、乏力者。

3）黄芪、党参各 15 克,当归 10 克,水煎服。适于本病气虚血瘀者。

肝淀粉样变性

✚【疾病概况】

肝淀粉样变性是指细胞外淀粉样物质沉着于肝内血管及肝实质细胞,致肝内循环受阻、肝细胞呈压迫性萎缩而引起的一种疾病。是全身性淀粉样变性的一部分,可分为原发性和继发性两种。原发性淀粉样变性是指临床上无其他可引起淀粉样变性的疾病者;继发性淀粉样变性指继发于类风湿关节炎、多发性骨髓瘤、慢性感染等疾病的淀粉样变性。本病预后较差,患者常因继发性感染和心肾衰竭而死亡。本病属中医学"积聚"、"黄疸"、"眩晕"等范畴。

肝淀粉样变性临床表现以神疲乏力,不耐劳作,体重减轻,周身水肿,头晕气短,感觉异常。大部分患者可出现肝大,少数患者出现腹水,其性质多为漏出液。由于肝内胆管受阻,部分患者可出现黄疸,有时可引起严重的胆汁淤滞。

✚【养生指导】

本病患者宜进高蛋白饮食,糖类摄入要适当,维生素的补充要充足。患者宜选择食用蛋类、鱼类、瘦肉、奶及奶制品、豆制品、新鲜蔬菜。少食含淀粉多的物质,如土豆、藕、地瓜等根茎类食物,忌饮酒及食辛辣刺激之品。

一、发病前预防

1. 积极治疗原发病

既往有继发性淀粉样变性的患者,积极治疗,控制类风湿关节炎、慢性骨髓炎、结核病及多发性骨髓瘤等原发病,肝淀粉样

沪上中医名家养生保健指南丛书

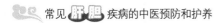

变性有可能消退。

2. 增强机体的免疫力

积极锻炼身体,增强机体的抗病能力,对预防本病的发生有一定帮助。同时要严格禁烟,忌饮酒,不吃辛辣刺激之品,多吃新鲜水果和蔬菜。亦可自制下列饮品清热利尿泻火。

1)黄瓜汁 黄瓜2根榨汁,加水适量饮用。

2)冬瓜茶 冬瓜2 000克煮汤,滤掉冬瓜渣,饮水。

3. 舒畅情志

情志因素与肝脏的生理功能密切相关,长期抑郁、焦虑等不良情绪会直接影响肝脏正常的生理功能,导致肝脏损伤。因此在日常生活中要调达情志,保持心情舒畅。

二、发病后养护

1. 对症治疗

(1) 气血两虚型

患者常出现神疲乏力、头晕气短、遇劳加剧、面色苍白、唇甲不华、发色不泽、心悸少寐、体重减轻、周身水肿、舌质淡、脉细弱。可选用以下补益气血的食疗。

1)当归老鸭汤 当归15克,老鸭洗净去皮同煮至鸭烂,饮汤吃肉。

2)黄芪炖鸭 黄芪15克,塞入洗净的鸭子腹中,隔水蒸1小时食用。

3)每日阿胶4克烊化,陈皮水送服。

(2) 脾虚湿盛型

患者常出现身目俱黄(黄色鲜明或晦暗)、头重身困、胸脘痞满、食欲减退、恶心呕吐、腹胀、胁痛、大便溏垢、舌质淡、苔腻、脉滑。可选用以下补脾渗湿的食疗。

1)山药莲肉薏苡仁羹 山药、莲肉、薏苡仁各15克煮烂,并用藕粉勾芡成羹。

2）陈皮鲫鱼汤　河鲫鱼洗净下油锅煎后加扁豆、陈皮各 10 克与水同煮至汤色泛白即可。

（3）气滞湿阻型

患者常出现腹大胀满,按之如囊裹水,甚则颜面微肿、下肢水肿、脘腹痞胀、得热稍舒、精神困倦、怯寒懒动、小便少、大便溏、舌苔白腻、脉缓。可选用温中健脾、行气利水的食疗,如山药粥、荷叶粥、白扁豆粥、茯苓薏米粥等。

（4）气虚血瘀型

患者常出现肝淀粉样变性晚期,见肝大坚硬、疼痛逐渐加重、面色萎黄或黧黑、形体消瘦、饮食大减、感觉异常;可伴有心力衰竭、体位性低血压、蛋白尿、腹水、黄疸等。舌光红无苔、脉象细数、阴伤甚者,建议平时以玉竹 9 克、北沙参 9 克、石斛 15 克等泡茶以养其津液。

2. 灸法

对症选穴如下。

1）黄疸　胆俞、阳陵泉、阴陵泉、太冲、至阳、脾俞、足三里。

2）肝大、疼痛　肝俞、期门、支沟、三阴交。

3）腹水　气海、水道、肾俞、阴陵泉、曲泉。

以上每次取 3～4 个穴位,每日针刺一次,留针 30～40 分钟,每 3～4 周为 1 个疗程。

3. 耳针治疗

选肝、神门、胆区为主穴,交感、皮质下腹区为配穴,取患侧 2～3 穴,留针 20～30 分钟,痛时针刺。

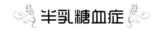

半乳糖血症

【疾病概况】

半乳糖血症是一种先天性半乳糖代谢缺陷病,由于患者缺乏与半乳糖代谢有关的 1-磷酸半乳糖尿苷酸转移酶,致半乳糖不能被代谢利用,蓄积在血液和肝、脑、心、肾、晶状体等器官中,引起肝脏损害、智力发育迟缓、白内障等临床表现。本病于 1908 年首先由 Reuss报道,初生儿中本病的发病率为 1/18 000～1/80 000。属于中医学"疳积"、"黄疸"等范畴。

患儿的家族成员中常有半乳糖血症史,表现出不明原因的新生儿黄疸史,继续喂乳,则可引起肝脾大、腹水等肝硬化的表现,甚至很快死亡。晶状体白内障,哺乳(或喂牛乳)数周后出现食欲不振、呕吐、腹泻、脱水和低血糖发作,生长缓慢、发育迟缓、智力低下。其他还可见贫血、皮肤瘀斑、前囟膨满,女性患者由于卵巢发育不良,成年后可能出现性腺功能低下。

【养生指导】

本病为一种遗传性疾病,若孕妇或其配偶有半乳糖血症家族史时,须进行血中 1-磷酸半乳糖尿转移酶测定。如活力低下,应限制服用乳类食品;并在产前抽取羊水,在羊水细胞培养中或在生产时取脐带血测定此活力。如活力低下,应停止喂养乳制品及母乳,以预防本病的发生。

一、发病前预防

对确诊为半乳糖血症患者,在饮食方面注意给予无半乳糖治疗。本病患儿,不能喂养母乳,也不能服用牛乳、羊乳等任何乳制品,适宜用代乳品,像豆奶、蛋羹、莲子粉、山药粉等。此外,素的饮食对该类患者是适宜的,如果患儿年龄为 6 岁左右,考虑到半乳糖起到的不良作用减轻,可适当食用少量乳制品,放宽饮食限制,但对于成年人,应确保不食用含半乳糖的食物。

二、发病后养护

1. 控制乳类的摄入

由于组织中缺乏 1-磷酸半乳糖尿苷酸转移酶,致使 1-磷酸半乳糖不能按正常途径代谢,遂聚集在体内,引起各种组织损害。控制乳(如母乳、牛乳等)及乳制品的摄入,有效地预防及控制本病的发生和发展。

2. 药物调养

消乳方:神曲、麦芽、陈皮各6克煎汤代水饮,适用于呕吐乳片口中有乳酸味、不欲吮乳、烦躁不安、腹痛哭啼、舌质淡红、苔白厚、指纹紫滞的患儿。腹痛夜啼甚者加佛手6克同煎,腹泻者加炙鸡内金6克同煎。

3. 药膳调养

健脾益气粥:太子参、陈皮、麦芽、山楂各9克入袋加粳米120克熬粥。适用于生长发育迟缓、智力迟钝、面色萎黄、困倦无力、不思饮食、腹满拒按、大便溏薄,或夹有乳食残渣,或兼见呕吐、夜卧不安、苔白厚腻、指纹青淡的患儿。

4. 捏脊疗法

取穴从长强穴(尾骨端与肛门之间)至大椎(第7颈椎棘突下凹陷中)穴,用两手指背横压在长强穴部位,向大椎穴推进。同时,以两手拇指与示指合作,将皮肤肌肉捏起,交替向上,上至大椎,这样算推捏1次。共连续推捏6次。在推捏第5、6次时,以拇指在腰部用隐力将肌肉提起,每次捏4、5下。捏完后,再以二拇指从命门穴(第2腰椎与第3腰椎棘突之间)向肾俞穴(第2腰椎棘突旁开1.5寸)左右推压2、3下。

5. 针刺疗法

取足三里(小腿前外侧,当犊鼻下3寸,距胫骨前缘一中指横指)、中脘(上腹部,前正中线上,当脐中上4寸)、大肠俞(腰部,当第4腰椎棘突下,旁开1.5寸)、气海(体前正中线,脐下1寸半)等穴,以助消积;加刺脾俞(背部,当第11胸椎棘突下,旁开1.5寸)、胃俞(背部,当第12胸椎棘突下,旁开1.5寸),以健脾和中。

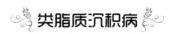

类脂质沉积病

➕【疾病概况】

类脂质沉积病是一类较罕见的类脂质代谢异常的遗传代谢性疾病，是参与类脂质代谢过程的某些酶不同程度缺乏所致。不同酶的缺乏导致鞘脂类不能分解，而代之以各种神经酰胺衍生物沉积于肝脾淋巴结，以及中枢神经等全身各组织而引起的代谢异常疾病，大多有肝脾大、中枢神经系统症状及视网膜病变。

类脂质沉积主要有糖脂、磷脂及胆固醇等沉积。类脂质沉积病主要含神经鞘脂沉积病和神经节苷脂沉积病两类。神经鞘脂沉积病主要特征是痴呆、癫痫、运动系统变性、肝脾大。神经节苷脂沉积病是神经节苷脂(gangliogide)在多个组织中累积，以智能衰退、视力障碍、癫痫、四肢瘫痪和内脏肿大为特征。这些均可能由于神经节苷脂在肢体内、脑内的神经细胞中沉积而致。

正如《灵枢·卫气失常》所述："人有脂有膏有肉"。患者发病多因素体脾虚，运化失健，痰湿内盛，致脂浊郁积。或恣食肥甘，胃火偏旺，致痰热壅积，化为脂浊。或痰积日久，成瘀阻络，痰瘀互结为病。或年高体虚，肝肾阴虚或脾肾阳虚，气虚血亏，推动乏力，络脉痰瘀互阻，亦可化为脂浊，滞留体内而为病。类脂质沉积病拟健脾化痰、补益肝肾、活血化瘀、益气化痰等法治疗。

➕【养生指导】

节制饮食是本病治疗的关键，饮食宜低盐，低脂，注意补充维生素，同时多运动，保持良好的心态。发病后当以健脾利湿降脂、活血化瘀降脂、滋补肝肾降脂为治疗大法。

一、发病前预防

1. 均衡饮食

类脂质沉积病主要是糖脂、磷脂及胆固醇等的沉积。为避免糖脂、胆固醇的堆积，在饮食方面一定要均衡，饮食上不要偏食，提倡杂食。要常吃豆腐、豆浆等豆制品（尿酸高、乳腺小叶增生者除外），绿叶蔬菜、水果等富含维生素C的食物。我国古代医学家提出的"五谷为养、五果为助、五畜为益、五菜为充，气味合而服之，补益精气。"是有科学道理的。

2. 避免不良的精神刺激

人的情绪好坏与脂质沉积关系极为密切。精神过度紧张、抑郁、焦虑等，会导致大脑功能失调，情绪的改变直接影响中枢神经的功能，无论是过度的兴奋与还是抑制，都可使人体生物节律紊乱，血液循环不畅，导致脂质代谢紊乱。因此，保持心情愉快，情绪稳定，对预防疾病的发生有关键的作用。

3. 经常参加体育锻炼

体育锻炼可以提高各脏器的功能，使人体精力充沛，促进新陈代谢，也促使血中高密度脂蛋白增加，使血中胆固醇降低，减少在肝脏的沉积，从而达到预防疾病的目的。同时，注意运动要循序渐进，量力而行。

二、发病后养护

1. 饮食调养

类脂质沉积病患者日常饮食应低脂、低胆固醇、低盐，忌食油腻肥甘的食物，如动物内脏、无鳞鱼类（大闸蟹，虾脑，鳗鱼，墨鱼）等。多吃含有维生素C的蔬菜、水果，必要时口服维生素C、维生素E或丁羟基二苯乙烯等抗氧化剂，可阻滞神经鞘磷脂M所含不饱和脂肪酸的氧化和聚合作用，减少脂褐素和自由基形成。

沪上中医名家养生保健指南丛书

类脂质沉积病一般采取对症治疗,若出现肝脾大伴脾功能亢进,是脾切除的适应证。脾切除后要注重饮食调理、低盐低油饮食,但铁质尤不可少,必需供给比平时多的含铁食品,以满足造血需要,防止贫血。结合本病的特点,还要控制摄入量,如少量动物肝脏、血、瘦肉以及蛋类、绿色蔬菜。若表现为癫痫,可在相关食物如鸭、鸽子中放入天麻同煮,因为天麻可有息风止痉的作用。

2. 情志调养

疾病治疗过程中一定要保持心情愉悦、心态乐观。疾病缠身,常常心情抑郁,闷闷不乐,导致肝郁气滞,久而化火,则表现意志消沉,精气涣散,烦躁不安,易暴易怒,喜怒无常,直接影响疾病的治疗和脏腑功能的恢复。故病程中自我的情志调养尤为重要。

3. 注意休息

类脂质沉积病脾切除术后患者绝对卧床休息半个月,避免不必要的活动。剧烈活动会影响伤口愈合,甚至有大出血的可能。能下床后可适当走动,避免剧烈运动。避免感冒,积极控制感染。类脂质沉积病癫痫患者应避免劳累,保证充足的睡眠,睡眠不足可诱发或加重癫痫发作。体内乳酸堆积又过度劳累、无氧运动会使全身肌肉代谢加快,致使血液偏酸,当然过度脑力劳动也会使脑内乳酸增加,而影响脑细胞正常活动,出现异常电活动,诱发癫痫的发生。但适宜的运动则可预防癫痫的发生,可参加适量运动,如散步、慢跑、羽毛球、网球、乒乓球等有氧运动,适当的体育活动可以增加神经细胞的稳定性,但不要过于激烈。

4. 预后

本病预后取决于酶缺乏的程度,酶缺乏的越多,发病越早,病情越重,预后越差。随着对本病认识的提高,对有类脂沉积症生育史的孕妇用培养的羊水细胞测定 β-葡萄糖脑苷脂酶的活性,对婴幼儿不明原因的脾大进行必要的检查,可使本病得到早期诊断。早期应用外源性酶的替代治疗,其预后较好。

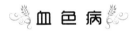

血 色 病

【疾病概况】

血色病是指铁过量沉积于肝脏、胰腺、心脏及其他实质器官,并对这些器官的结构和功能造成损害,出现色素沉着、肝脾大,而诱发相关脏器的病变,如心脏病变、关节病变、肝硬化、糖尿病、性功能减退,甚至睾丸萎缩等。本病可以是原发也可以继发于其他疾病。原发性(特发性)血色病又称遗传性血色病,是由于先天性铁代谢异常造成上述结果的遗传性疾病。继发性血色病是由于其他疾病或治疗措施导致体内铁过度沉积。此病好发于北欧白种人群,但在我国则甚罕见。

原发性血色病多见于男性,多在40~60岁发病。与男性相比,女性不容易发生铁过载或临床症状出现更晚,这是因为月经和妊娠可引起失血。肝硬化、糖尿病及皮肤色素沉着是本病三大特征。早期表现为一般性症状,如乏力、体重下降、皮肤色素增加、性欲减退、腹痛或关节痛等,待症状完全表现出来时,肝硬化、皮肤色素沉着和糖尿病为典型"三联征",继之为心肌损害、脾大、内分泌紊乱和关节炎。65%首发表现是糖尿病,95%有肝大,15%~30%发现心脏扩大。肝病是血色病最常见的临床表现,铁优先在肝细胞聚积(首先在门静脉周围),伴库普弗(Kupffer)细胞相对减少。随着铁负荷的增加,尽管没有明显的坏死性炎症反应,也会从纤维化发展到肝硬化。肝硬化有引起肝细胞癌的危险,大多数肿瘤为多灶性,出现症状时可能已经转移。继发性血色病多因各种原因的顽固性贫血(地中海贫血和再生障碍性贫血)而长期反复大量输血(一般在输血100次以上)以后,使过量的铁质沉着于肝、脾、骨髓等网织内皮系统,多不伴有脏器功能实质损害。

沪上中医名家养生保健指南丛书

中医认为血色病是瘀血阻滞的表现,症见皮肤干燥或肌肤甲错,色如青铜或黯黑等,根据患者的临床表现证型分为肝肾阴虚夹瘀、脾肾阳虚夹瘀,肝气郁血结夹瘀进行辨治。

✚【养生指导】

血色病的养生指导原则:营养摄入均衡,避免长期服用大量补铁剂,减少各种诱发因素。发病后当以减少体内铁的过分沉积和支持对症疗法为主,忌酒及忌食铁量高的食物。目前常用的方法有间歇静脉放血及应用铁螯合剂。静脉放血治疗血色病简单、安全、易行,效果较好,是一种积极而有效的治疗方法。但继发性血色病患者多有贫血,一般不宜进行静脉放血治疗,而应用铁螯合剂治疗。此外,应积极治疗原发疾病。对继发性糖尿病、心力衰竭、肝硬化、性欲减退等,应进行相应的对症治疗。

一 发病前预防

营养摄入均衡,避免长期服用大量补铁剂

在正常情况下,人体肠黏膜能按身体的需要从食物中吸收适量的铁,正常人体内含铁量35~60毫克/千克,一般铁的吸收与身体需要是平衡的。如果长期服用药物性铁或长期食用异常多且易吸收的含铁食物,铁过度沉积在肠腔内,超过肠黏膜的控制能力,吸收的铁量远远超过身体需要,使体内许多脏器受损,纤维组织增生。含铁血黄素也因铁蛋白和含铁血黄素沉积在组织里过多,久之,体内铁的贮积量过多至发生血色病,特别是在服铁剂或进食含铁较多食物同时饮酒更容易导致疾病的发生。酒能刺激铁吸收,长期纵酒,更会损害肝功能,亦增加铁吸收。为了预防疾病的发生不要滥用和过量服用含铁补血药或含铁多的食物,更不要同时饮酒。

二、发病后养护

1. 饮食调养

本病由于铁吸收过多(每日可达 3～5 克),沉积体内,因此,嘱患者忌食含铁丰富的食物,如蘑菇、木耳、动物肝脏、动物血、黑芝麻、豆类、贝类等。谷类、牛乳等为低铁食品,腹泻控制后可多食用牛乳。禁用铁制器皿盛放或烹煮食物,减少食物中铁的来源。由于酒能刺激铁的吸收和损害肝功能,嘱患者禁酒;指导患者喝茶,因茶叶含有鞣酸,能阻止铁的吸收。患者伴发肝硬化腹水及糖尿病,治疗期间给予低盐糖尿病饮食,防止水在体内潴留,导致水肿和心脏负担加重。食物以高能量、多维生素、低油、少渣、易消化为宜,注意少量多餐,因进食过饱会增加心脏负担,诱发心力衰竭。

2. 情志调养

"肝为血之海",肝病成隆,日久可致使气滞血瘀而发生瘀血内阻,肝郁血滞。内脏变化可引起精神神志的变化,相反,情志变动又可导致脏腑功能进一步紊乱。血色病并发症多,肝、胰、脾、心、性腺等可多脏器受累,中后期可出现肝硬化腹水、面容晦暗,引起继发性糖尿病酮症及心力衰竭,病情严重且变化快。患者难免担忧病情,导致情绪低落,特别是对自己所患"不治之症"的恐惧忧虑心理,往往能促使和加速病情向坏的方向发展。因此,血色病患者应了解该病的相关知识,对疾病的治疗充满信心,积极配合治疗,保持乐观的心态,提高抗邪能力,促使疾病向好的方向转化。

3. 皮肤护理

患者全身皮肤色素沉着、瘙痒、干燥,伴有水肿,应保持皮肤清洁,避免日晒,每日用温水洗澡,使用温和沐浴露,避免使用刺激性肥皂,洗后涂润肤露,保护皮肤,防止干裂。穿宽松的棉布衣服,适当抬高下肢,及时修剪指甲,避免抓搔引起皮肤破损而

沪上中医名家养生保健指南丛书

感染。

4. 劳逸结合，注意休息

血色病患者采取放血治疗后，因持久放血，容易疲劳无力，应适当休息，避免劳累而加重病情。可进行适当的体育锻炼来增强体质，这样既可以降低血糖，又可以减轻肝脏的负担。

5. 加强健康教育

血色病患者定时进行血清铁及血常规检测，每年进行腹部B超检查。合并糖尿病的患者要自我监测血糖，胰岛素剂量必须严格遵守医嘱。随身携带疾病卡片及糖块，以便发生低血糖时紧急处理。切勿轻信民间中医偏方，因某些中药成分中可能含较高铁质。

6. 药膳调护

在避免高铁饮食的原则下，可适当以药膳调护。血色病肝硬化，疾病稳定后适当进食有调养肝功能的药膳，对于提高生活质量、延缓病情发展有益，如茯苓清蒸鳜鱼：茯苓 15 克，鳜鱼 150 克，加水及调料同蒸至熟烂即成，吃鱼喝汤，具有健脾利湿、益气补血功能。血色病糖尿病，可饮用梅山神茶，即山药、生地、黄芪各 30 克（1 两）、绿茶 3 克（1 钱），将山药、生地、黄芪水煎，再加入绿茶同饮。

第十一节 肝源性糖尿病

➕ 【疾病概况】

肝源性糖尿病是继发于慢性肝病的糖尿病，发病时间一般在肝脏疾病后，也有与肝病一并发生的。发病机制可能与肝病患者肝糖原合成能力降低，糖类供给不足，从而导致垂体生长激素对脂肪的分解加强，伴随游离脂肪酸升高增多，从而产生胰岛素抵抗。肝源性糖尿病的血糖升高以餐后为主，对胰岛素治疗的反应较佳。因此在治疗肝源性糖尿病时,改善肝功能显得更为重要,肝功能的恢复对患者糖、胰岛素的合成、利用保持稳态有重要作用。

肝源性糖尿病属于中医学"消渴"的范畴。所谓"上工不治已病治未病"。对于糖尿病而言,预防是其很重要的一环。

✚【养生指导】

肝源性糖尿病的养生指导原则:积极治疗原发肝病,注重日常饮食控制及身体锻炼。

一、发病前预防

1. 治疗原发肝病

积极治疗原发肝病,对于肝源性糖尿病的治疗具有至关重要的作用。随着肝脏疾病的进展,肝源性糖尿病的发病率也随之上升。

2. 饮食调养

对于饮食的挑选,要针对个人体质而定,但往往忌食大热食物,选择平性或偏凉性的食物,偏凉性的肉类有鸭肉、兔子肉,蔬菜有冬瓜、芹菜、黄瓜、豆芽菜、白菜、苦瓜、绿豆等,水果有梨、柚子等可以选用。另外寒热较平的食物,如河鱼、鸡蛋、牛奶、黑豆、丝瓜、菠菜、花菜,以及葡萄、桃、苹果等也可选食。

二、发病后养护

1. 饮食控制

对于肝源性糖尿病而言,也与其他类型糖尿病一样,饮食控制是基础环节,合理荤素搭配,注意忌口。饮食原则:低糖、足量蛋白质、少量脂肪,肝源性糖尿病患者每日主粮≤250克,如食用后仍有饥饿感,可加用高纤维的蔬菜,如芹菜、菠菜。蛋白质食品摄入以鸡蛋白、牛奶、瘦肉、河鱼为主,摄入量为每日每千克体重1克,脂肪的摄入量为每日每千克体重0.6～1克。发病时可食用的水果:黄瓜、番茄、胡柚;忌食食品:冰淇淋、甜点、油炸食品、蜜饯零食、动物内脏、肥肉等;忌食葱、姜、蒜等辛辣刺激之品。

2. 戒烟忌酒忌糖忌粥

从中医理论上说,烟酒属辛温发散之品,久服常伤及阴液,加重患者口渴、饮水症状,因此肝源性糖尿病患者应戒烟忌酒,并且酒精本身对肝脏的损害也是最大的。粥也是不合适吃的食物,谷物熬粥以后糖分含量很高。

3. 运动

对于肝源性糖尿病患者,适量的运动可增强患者对糖类合成偏低的耐受性,并减少对体内胰岛素的依赖,从而改善血糖水平,纠正血脂代谢紊乱。另外,适量的运动对于肥胖的患者也有很大的益处,建议的运动方式:慢跑、快走、骑自行车、太极拳等,运动时建议以微微出汗,不宜大汗淋漓,心跳每分钟在120次为佳。需要注意的是患者在空腹时不宜运动,容易发生低血糖反应,严重者可导致休克,因此把握运动的强度非常重要。

4. 坚持中医的养生治疗

采用益气养阴、清热生津之法。可选用西洋参、黄芪、麦冬、玉竹、枫斗(石斛)、玉米须、太子参等中药泡茶。

肝源性糖尿病和原发性糖尿病一样,也是一个慢性病,在疾病的发展过程中,可能给患者带来很多的并发症和痛苦,所以患者应从日常生活中做起,做好养生和保健工作。

第二章
胆 道 疾 病

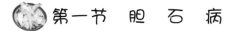

第一节 胆 石 病

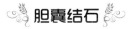

胆囊结石

【疾病概况】

胆石病中按结石发生的部位不同,临床上可分为胆囊结石和胆管结石两种。其中胆囊结石患者中,女性比例大于男性;从结石的构成来看,以胆固醇性结石居多。胆囊结石临床上常无异常,无症状患者约占总患者的一半,如果结石偏大,影响胆囊收缩功能,常会有右上腹或中上腹的闷胀不适,并可伴有厌食油腻、反酸等症状。患者如果结石阻塞胆囊管,可能引起胆绞痛或者急性胆囊炎;如果结石阻塞胆总管,则可能发生梗阻性黄疸症状。

胆囊结石属于中医学"胁痛"、"黄疸"、"胆胀"等范畴。临床辨证分为肝郁气滞、湿热内蕴、热毒炽盛、血瘀内阻4型,以肝郁气滞型较为多见。中药治疗原则以疏肝行气、清热利湿、攻腑通下为主。

✚【养生指导】

除了治疗外,良好的生活习惯对于胆囊结石的发病与预后有重要的意义。调护得当,病情稳定;调护不当,反复发作,痛苦难当。

发病前预防

1. 避免蛔虫感染

日常生活中注意饮食饮水卫生,生吃瓜果要先洗净,最好予蔬果洗洁剂浸泡后食用,防止食入蛔虫及残留农药。

2. 改善饮食习惯

预防胆囊结石很重要的一个方面是要吃早餐,因为不吃早餐,从上一天晚餐算起,空腹的时间太长,胆汁排泄不畅,极易形成胆囊结石。另外,平时炒菜以蒸、炖为主,保持食材的原汁原味,少做油炸、油煎、爆炒的饭菜。不要借节日或朋友聚会时暴饮暴食,过量的饮食会促进胆汁的过量分泌,胆囊收缩强烈也会导致胆囊的炎症。晚上尽量避免进食过多的高胆固醇类食品,如鸡蛋蛋黄、动物内脏、海鲜等,这些都是促使胆囊结石形成的因素。

3. 运动调养

经常运动,防止便秘;肥胖者要计划减肥,因为肥胖会促使胆固醇大量分泌,加重病情。

发病后养护

1. 饮食宜忌

胆囊结石患者不能食用胆固醇含量较高的食物,如动物内脏、蛋黄、深海鱼类及巧克力等。不吃含高脂肪食物,如肥肉、猪油、油煎油炸、烧烤类食品。不要摄入烟、酒、咖啡等,因为这类刺激性物质会导致胃酸分泌过多,胆囊剧烈收缩而诱发胆绞痛。

胆囊结石患者可在平时食用瘦肉、河鱼、核桃、黑木耳、海带、紫菜等。要多吃些含维生素的食物,如西红柿、菠菜、白菜、胡萝卜等,平时应多吃些香蕉、苹果等水果。胆囊结石手术后患者的饮食一定要清淡,可先从半流质、饮食,如烂糊面、馄饨吃起,一定以低脂肪、维生素含量较高而且易消化的食物为主。注意多饮水,有助于改善血液的高黏度状态,同时养成每日早晨大便的好习惯。

2. 情绪调养

胆囊结石患者病后保持良好的心理状态,做好情绪的调养,有助于胆汁的排泄,对预防结石的复发有很重要的作用。

3. 推拿保健

1) 手指用力按压第 7 至第 9 胸椎背部压痛点,或者两侧胆囊穴(正坐或侧卧位时,在小腿外侧上部,当腓骨小头前下方凹陷处直下 2 寸),持续 2~3 分钟。

2) 微微擦热两侧胁肋部,然后继续按揉两侧章门(侧腹部,当第 11 肋游离端的下方)、期门(胸部,当乳头直下,第 6 肋间隙,前正中线旁开 4 寸),持续 1 分钟,以酸胀为度。

3) 推背部两侧膀胱经 6 分钟,然后按压胆俞(背部,当第 10 胸椎棘突下,旁开 1.5 寸)、肝俞(背部,当第 9 胸椎棘突下,旁开 1.5 寸)、膈俞(背部,当第 7 胸椎棘突下,旁开 1.5 寸)各 1 分钟,最后擦背部膀胱经,以透热为度。

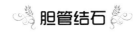

胆管结石

✚【疾病概况】

胆管结石是临床胆石症的一种,根据结石所在部位,位于胆总管下端的结石称为肝外胆管结石;而分布在肝叶内胆管的结石称为肝内胆管结石。此外,将胆管内形成的结石称为原发性胆管结石,而胆囊结石因为各种原因排至胆总管者称为继发性

沪上中医名家养生保健指南丛书

胆管结石。胆管结石病临床症状最常见的是上腹部疼痛,可以是胀痛,或是绞痛,有的患者会伴有发热,假如一侧肝管梗阻时,可以出现轻度的黄疸。

本病属于中医学"黄疸"、"胁痛"、"胆胀"等范畴。

✚【养生指导】

胆管结石的养生指导原则:改善饮食习惯,减少各种诱发因素。发病后以排石、疏肝利胆为基本治法,减缓症状,缩短病程,防止并发症。

一 发病前预防

1. 积极防治相关疾病

胆囊炎、糖尿病、肾炎等疾病和寄生虫感染等都会引起胆管结石,患者应积极防治此类疾病,控制病情,预防胆管结石的发生,合理使用激素和降脂药物,尽量避免诱发因素。

2. 饮食调养

生活中一日三餐时间固定,应避免进食高糖类、高胆固醇的食物,进食适量脂肪,最好以足量的维生素和蛋白质食物为主。

3. 生活起居

注意劳逸结合,工作休息时间比例得当,避免长时间伏案静坐。

二 发病后养护

1. 饮食调护

胆管结石患者平时食物要清淡,限制脂肪的摄入量,少食肥肉、油炸、烧烤、甜食,限制高胆固醇食物的摄入,不吃蛋黄、深海鱼及动物内脏,如果是磷酸钙结石就要忌钙的摄入,如牛奶、豆腐、虾皮、海带等;如果是草酸钙结石就忌萝卜、菠菜、豆制品。平时多吃富含维生素的食物。研究证明,维生素 A 有助于胆道上皮的生长和保护,如西红柿、黄瓜、胡萝卜、白菜等。另外含植物纤维素较多的食物有利胆作用,如绿叶蔬菜、粗粮杂粮,平时多饮水,可适当稀释胆汁,有助于胆管结石排出。

2. 情志调护

中医学认为肝主疏泄,保持良好的心理状态,不要过多关注疾病的情况,对胆道结石病的康复有非常大的帮助。

3. 按摩保健

(1) 点按

先点按背部胆俞(第 11 胸椎棘突下,旁开 1.5 寸)、肝俞(背部第 9 胸椎棘突下,旁开 1.5 寸)、至阳穴(第 7 胸椎棘突下凹陷中),也可以点按身体的疼痛处;然后再点按期门(胸部,当乳头直下,第 6 肋间隙,前正中线旁开 4 寸)、日月(上腹部,当乳头直下,第 7 肋间隙,前正中线旁开 4 寸)、鸠尾(上腹部,前正中线上,当胸剑结合部下 1 寸)、中脘(上腹部,前正中线上,当脐中上 4 寸)、阳溪(拇短伸肌腱与拇长伸肌腱之间的凹陷中)、足三里(小腿前外侧,当犊鼻下 3 寸,距胫骨前缘一中指横指)、公孙(足内侧缘,当第 1 跖骨基底的前下方)、太冲(足背侧,当第 1 跖骨间隙的后方凹陷处)、丘墟(足外踝的前下方,当趾长伸肌腱的外侧凹陷处),按子午流注法每次取 3～4 穴,每个穴位持续 15～30 秒,此时会有酥麻感。整套动作持续 15 分钟,每日 1 次,长期坚持有很好的养生保健效果。

(2) 扳叩法

旁人双手搬两肩,膝部抵在胆俞穴(第 11 胸椎棘突下,旁开 1.5 寸)位置,向前用力扳晃 2～3 次,或者手握空拳,轻叩在百会穴上。四根手指根据结石部位,分别取仰、侧、先仰后侧卧位,自上而下叩击肝区 3～5 遍,以不感觉痛苦为度。

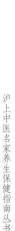

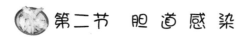

第二节 胆道感染

急性胆囊炎

➕【疾病概况】

急性胆囊炎是由于细菌侵袭和胆囊管阻塞而引起的胆囊炎症,是一种常见的外科疾患。急性胆囊炎的主要病因90%以上是结石所致,大肠埃希杆菌、链球菌、葡萄球菌、伤寒杆菌、产气杆菌和厌氧杆菌等为主要致病菌。

本病临床表现为突然发作上腹绞痛,绞痛后右上腹痛持续加重,有些患者可向右肩背部放射,常伴恶性、呕吐、发热或寒战等症状。少数患者可出现轻度黄疸。脂肪餐、饱食、劳累、受凉后易诱发胆囊炎反复急性发作,夜间发病者多由胆囊结石引起。体格检查时可有右上腹压痛、肌紧张及反跳痛、莫非征阳性,部分患者可触及肿大的胆囊。B超、腹部X线摄片检查可协助诊断。

本病的治疗,无紧急手术指征者应禁食,卧床休息,纠正水、电解质及酸碱平衡失调,解痉止痛,抗感染等对症处理;保守治疗无效、病情加重,及老年患者等有手术指征者应及时手术治疗,避免延误病情。

本病属中医学"胁痛"、"腹痛"、"黄疸"等范畴。其发病机制,多因湿热、热毒、秽浊之邪侵犯肝脏,导致肝的疏泄失常,气机不畅,使胆汁外溢,中焦气机升降失常,因此出现剧烈腹痛、恶心呕吐、发热等症候。临床多以清热解毒、祛湿泄浊、疏肝利胆、活血消积、通腑导滞等治法为主。

➕【养生指导】

急性胆囊炎的养生指导原则:避免各种诱发因素,发病后以清热止痛、疏肝利胆为基本治法,减缓症状,消除病因。

一、发病前预防

1. 起居保健

人和自然界是一个整体,因此我们的日常作息应遵循一定的客观变化规律。养成规则作息时间,改变长期静坐生活方式,多走动,多运动,但不可每日剧烈运动。同时养成有规律的睡眠习惯,使胆汁有规律分泌和排泄,以减少胆囊炎急性发作的概率。

2. 讲究卫生

虽然现在生活条件好了,但还是要注意防止肠道蛔虫感染,以杜绝蛔虫诱发急性胆囊炎。养成良好的卫生习惯,生吃瓜果必须洗净,搞好环境卫生,饭前便后要洗手等,这些对预防急性胆囊炎、胆结石也很有帮助。

3. 养性调情

长期抑郁、心情不畅者可引发或加重急性胆囊炎,因此要做到心胸宽阔、乐观积极、心情舒畅。

二、发病后养护

1. 饮食调养

1) 合适食物 急性胆囊炎患者发作时可以食用的有:番茄、冬瓜、茼蒿、丝瓜、青菜、菠菜等蔬菜,水果中的西瓜具有清热、除烦、利尿、解毒的功效,急性胆囊炎患者较为适宜。另外,玉米具有辅助食疗作用,胆囊疾病患者可以经常适量食用。此外,苹果性凉、味甘,能增加胆汁和胆汁酸的分泌,可减少胆结石的发生,既往有胆囊炎急性发作病史的患者可以每日适量吃些苹果。

2) 不合适食物 急性胆囊炎患者应少吃脂肪、胆固醇含量较高的食物,如蛋黄、动物内脏、甲鱼、猪油、五花肉、虾、蟹等。

沪上中医名家养生保健指南丛书

因为脂肪的消化需要胆汁的协同作用,吃了油腻的食物,会促使胆囊收缩,增加胆汁分泌。如果已有胆囊结石,胆囊收缩会使结石向胆囊颈移动,结石易嵌在胆囊颈部,导致急性胆囊炎发作。因此既往有胆囊结石的患者应少吃油腻食物,减轻胆囊负担。牛奶中含有大量不易消化的酪蛋白,此外牛奶的脂肪球大,不仅不易消化,它所含的低价挥发性脂肪酸也较多,会刺激肠道,而且消化牛奶中的脂肪需要胆汁的帮助,饮用牛奶会加重胆囊负担,使病情加重。当然也不是说既往有胆囊炎、胆结石病史的患者绝对不能喝牛奶,建议在急性发作期最好不喝,平时也少喝或喝低脂奶粉冲泡的饮品。中医学认为胆囊炎多由湿热引起,油腻、辛辣的食物可以助湿生热。建议日常饮食尽量避免食用辣椒、胡椒粉、咖喱粉、芥末等辛辣刺激的调味品。

2. 戒酒

长期饮酒会导致胆管内色素结石的形成,易诱致急性胆囊炎复发。建议此类人群不要长期大量饮酒,有嗜酒习惯的患者应为自身健康着想,逐步戒除。

3. 针灸治疗

急性胆囊炎发作时疼痛异常,患者痛苦不堪。如果自己或家中有人会针灸的,可以针刺双侧胆囊穴[正坐或侧卧位时,在小腿外侧上部,当腓骨小头前下方凹陷处(阳陵泉)直下 2 寸]和阳陵泉穴(在小腿外侧,当腓骨头前下方凹陷处),1.5 寸毫针直刺,采用直刺快速进针 1 寸左右,用捻转提插术泻法强刺激,留针 20 分钟。

慢性胆囊炎

【疾病概况】

慢性胆囊炎是临床上常见的胆道疾病,常为急性胆囊炎后遗症。本病多发生在胆石症的基础上。西医认为感染、胆汁刺激、胰液向胆道反流,以及胆红素和类胆质代谢失调等会引起慢性胆囊炎。中医学认为情志不畅或饮食不节是该病症状加重或引起急性发作的诱因。慢性胆囊炎临床症状、体征并不典型,多表现为厌油腻食物、胆源性消化不良、上腹部闷胀、嗳气、胃部灼热等,易被误诊为溃疡病或慢性阑尾炎。该病发作时患者胆囊区可有轻度压痛或叩击痛,如果胆囊内有积水,还能扪及圆形、光滑的囊性肿块。

慢性胆囊炎归属中医学"胁痛"、"胃脘痛"、"腹胀"等范畴。中医学认为情志不畅、饮食不节、过食油腻、虫积或寒温不适等,会导致肝胆气滞、脾失健运、湿热蕴结,从而影响肝脏的疏泄和胆腑的通降功能而发为本病。如果湿热长期不化,胆汁就会凝结形成结石。因此慢性胆囊炎多为虚实夹杂之证。根据临床表现辨证一般分为肝胆气郁、肝胆血瘀、肝胆湿热、肝胃不和、肝郁脾虚等。

✚【养生指导】

慢性胆囊炎的养生指导原则:注意饮食,减少各种诱发因素。发病后以清利肝胆、疏肝行气为基本治法,减缓症状,缩短病程,防止并发症。

一、发病前预防

1. 一定要吃早餐

慢性胆囊炎的重要原因之一就是长期不吃早餐。如果早晨空腹时间过长,胆汁分泌减少,胆汁中胆酸的含量就会随之减少,胆固醇在胆囊中沉积就会形成结晶,长此以往导致胆结石的发生。因此上班族不管早上时间多赶,一定要吃早餐来促进胆汁流出,降低夜间贮存的胆汁黏滞度。

2. 素食主义不可取

现代人崇尚以"瘦"为美,很多人特别是年轻女性为了拥有苗条的身材,拒绝油脂和荤菜,有些甚至完全以素食为主。这种方法千万不可取,长期素食不仅会减少身体的营养,不利健康,而且容易造成胆囊内胆汁排泄减少,给细菌提供生长繁殖的场所,从而导致慢性胆囊炎的发生。

3. 注意饮食卫生

以蛔虫卵和蛔虫残体为核心的胆结石是由饮食不洁引起的,因此预防寄生虫感染显得尤为重要。日常生活中要勤洗手,不吃生冷和不洁的食物。

4. 甜食美味不过量

过量摄入糖类,会使胰岛素的分泌增加,加速胆固醇的积累,胆汁内胆固醇、胆汁酸、卵磷脂三者之间的比例就会失调。此外,过多的糖类还会自行转化为脂肪,促使人体发胖,引起胆固醇分泌增加,从而促使胆结石的发生。因此爱吃甜食的人一定要注意控制糖类的摄入量。

5. 辛辣食物有危害

辣椒、咖喱、芥末等辛辣刺激性食物和调味品,会促进胆囊收缩,使胆道括约肌紧张,造成胆汁流出不畅,诱发胆囊炎的急性发作。因此平时要尽量少吃辛辣、刺激性的食物。

6. 过酸食物要少吃

酸性食物可刺激十二指肠,使其分泌胆囊收缩素,引起胆囊收缩,导致胆绞痛急性发作,既往已有胆囊炎病史的患者应少吃葡萄、杨梅、酸枣、山楂、醋及其他过酸食物。

7. 每日饮水不能少

正常人每日饮水量是 1 500~2 000 毫升(7~8 杯),大量的水分可以稀释胆汁,建议上班族少喝浓咖啡、浓茶和含糖饮料,日常饮水以白开水为佳,有条件的话适当吃一些米汤、稀粥、豆浆、藕粉等清淡的饮品,以降低胆汁的黏滞度,促进胆汁分泌和排泄。

二、发病后养护

1. 急性发作期饮食

慢性胆囊炎急性发作时,应忌食油炸煎的食物,忌食蛋类、肉汤。进食应限于低脂肪、低蛋白、易消化的流质或半流质,进食量也应少些,重者应禁食。随着病情的缓解可逐渐加入少量脂肪及蛋白食物,如瘦肉、奶、鱼、蛋和新鲜蔬菜水果等。

2. 缓解期饮食

慢性胆囊炎患者平时饮食应以清淡、易消化为原则,进食大量水(1 500～2 000 毫升为宜)以稀释胆汁。忌吃油腻、生冷及过硬不易消化的食物。

1) 少吃多餐不过饱　饮食过饱,会促使胆汁大量分泌,胆囊强烈收缩,容易诱发炎症和绞痛。因此慢性胆囊炎患者不宜饮食过饱,尤其注意不可暴饮、暴食。建议每 2～3 个小时进食 1 次,量不宜多,晚餐宜七分饱,做到少量多次,以促进胆汁分泌。

2) 饮食清淡易消化　过食精制糖类,会增加胆汁中胆固醇的饱和度,如果胆固醇沉淀则会形成结石。此外,脂类食物的大量摄入也会改变胆汁成分,使胆固醇与胆色素含量增加,脂肪代谢紊乱,胆汁浓缩,胆囊收缩功能降低,容易形成结石。一切酒类、刺激性食物、浓烈的调味品也会促进胆囊收缩,使胆道括约肌不能及时松弛,造成胆汁流出,使胆囊炎急性发作。因此平时饮食宜清淡,不宜过冷,同时避免进食产气过多的食物。

3) 控制摄入油腻、脂肪过多的食物　动物内脏、蛋黄、鱿鱼、沙丁鱼、蟹黄等含胆固醇较高的食物,肥肉、猪油等高动物脂肪食物,花生、核桃、瓜子、开心果、杏仁等含脂肪量高的坚果类食物要少吃。高脂饮食会引起胆囊收缩、胆汁中胆固醇浓度增高,因此必须严格控制脂肪类食物分散进食在各餐之中,不能集中在一餐内。

4) 保"胆"食物可多吃　豆制品中含有丰富的大豆磷脂,具有很好的消石作用;萝卜能帮助脂肪的消化吸收,又有利胆的作用;鱼类含有多不饱和脂肪酸,可以促进中性类固醇和胆汁酸的排出;玉米、小米、甘薯、燕麦等含有较多膳食纤维,可以促进胆汁排泄;绿叶蔬菜中含有必要的维生素和适量纤维;水果、果汁可以弥补炎症造成的津液和维生素损失。以上这些保"胆"食物可以在膳食中适当增加些。

5) 烹饪菜肴有讲究　高温油脂中含有的丙烯醛等裂解产物可引起反射性的胆道痉挛,疼痛异常。因此烹饪时尽量少用油煎、炸、炒等方法,可以采用煮、卤、蒸、烩、炖、焖、汆、微波炉烹调等用油少,对食物营养成分破坏小的方式。同时要注意食物温度,过冷、过热的食物都不利于胆汁排出。

6) 烟酒嗜好要戒掉　吸烟、酗酒都可引发胆囊强烈收缩,进而产生疼痛,所以胆囊炎、胆石症的患者最好戒烟、戒酒。

7) 多饮瓜果汁　多饮橘汁、梨汁、西瓜汁、苹果汁、荸荠汁、藕汁等,对人体有一定好处。其中西瓜汁最有清热利湿退黄作用。

3. 酌情药膳调治

1) 肝胆气郁者　临床常表现为右胁胀痛或隐痛,走窜不定,或引及右侧肩背,胸闷喜太息,每因情志波动或饮食不当而诱发,舌红、苔薄白、脉弦。此类患者可以服用蜂蜜乌梅内金茶缓中止痛,将鸡内金 100 克煮汤代水,冲泡 30 克乌梅肉,同时调入蜂蜜 25 克。或者制作佛手郁金粥疏肝解郁,制法是将佛手 15 克、郁金 12 克、粳米 60 克一起放入锅内,加清水适量,武火煮沸后,文火煮成粥后调味即可。

2) 肝胆血瘀者　临床常表现为胁痛日久,部位固定,痛如针刺,按之痛甚,右胁下触痛或扪及痞块,舌紫暗、脉弦。此类患者可以取牛肉 1000 克切块,清水浸泡 30 分钟后捞出,沥干水分。陈皮 30 克切丝,白萝卜 500 克切滚刀块。取清水在锅里烧开,放入牛肉,待牛肉煮沸后,去上层泡沫,继续煮到牛肉熟透,加入萝卜、陈皮,再用小火慢炖,萝卜煮烂后放入盐、味精,吃肉喝汤。此药膳可调气活血、滋补肝肾。

3)肝胆湿热者 临床常表现为往来寒热或高热、胁痛胁胀、胸闷、纳呆、恶心呕吐、周身发黄、小便短赤、大便秘结,舌红、苔黄腻,脉弦滑数。此类患者可以服用茵陈玉米须汤清热利湿,制法是将绵茵陈30克、玉米须30克加清水适量,煎煮后取汁。或者食用玉米须炖蚌肉,将玉米须50克装入纱布袋,与蚌肉200克左右一起放入锅内,加适量水,文火煮至烂熟。此药膳具有利湿退黄、泄热通便的功效。

4)肝胃不和者 临床常表现为脘胁痞胀,食后为甚,纳呆,呕吐,恶心泛酸,嗳气,口黏,苔腻,脉弦滑。此类患者可以自制鸡内金粥健脾消食,将鸡内金5~6克用文火炒至黄褐色,研为细粉。先取粳米100克、适量白糖放入锅内,加水800毫升左右,煮至粥将成时,放入鸡内金粉,煮沸即可。

4. 自我保健

(1)缓解期自我按摩

1)掌推腹部 搓热双手,用手掌掌根部自剑突至小腹部自上而下推20~30次。

2)按揉腹部穴位 以拇指或中指按揉章门穴(位于腹侧,腋中线第11肋骨端稍下处,屈肘合腋时,当肘尖尽处)、梁门穴(在上腹部,当脐中上4寸,距前正中线2寸)、期门穴(在胸部,当乳头直下,第6肋间隙,前正中线旁开4寸)各1分钟。

3)按揉背部穴位 以拇指或中指按揉双侧肝俞(在背部,当第9胸椎棘突下,旁开1.5寸)、胆俞(在背部,当第10胸椎棘突下,旁开1.5寸)各0.5~1分钟。

4)指按下肢穴位 以拇指用力点按胆囊穴(位于腓骨小头前下方凹陷处下2寸)、侠溪穴(在足背外侧,当第4、5趾间,趾蹼缘后方赤白肉际处)、足三里(在小腿前外侧,当犊鼻下3寸,

沪上中医名家养生保健指南丛书

距胫骨前缘一横指)各 1 分钟。

(2) 急性发作期穴位贴敷

取中脘(在上腹部,前正中线上,当脐中上 4 寸)、双侧阳陵泉(在小腿外侧,当腓骨头前下方凹陷处)、三焦俞(于腰部,在第 1 腰椎棘突下,旁开 1.5 寸)、肝俞(在背部,当第 9 胸椎棘突下,旁开 1.5 寸)、脾俞(在背部,当第 11 胸椎棘突下,旁开 1.5 寸)、胆俞(在背部,当第 10 胸椎棘突下,旁开 1.5 寸)、胃俞(在背部,当第 12 胸椎棘突下,旁开 1.5 寸),以磁贴敷在上述穴位上,12 小时后取下。每 5 日 1 次,共贴敷 5 次。

5. 心理调护

慢性胆囊炎患者受疾病的折磨,急性发作时疼痛剧烈,容易使患者产生恐惧、沮丧、抑郁的心理,这种消极的情绪不利于疾病的好转。因此要消除患者的疑虑,慢性胆囊炎虽然疼痛难忍,但它不是疑难杂症,更不是绝症,只要防治得当,注意饮食,疾病是可以控制的。

急性梗阻性化脓性胆管炎

【疾病概况】

急性梗阻性化脓性胆管炎,是一种急性的、相对严重的胆管炎症,其发生源于胆管的梗阻以及细菌的感染,从而导致胆管内的压力较平时增高,使细菌、毒素进入体内的血液循环,可造成除肝胆系统感染以外,全身多器官功能损害的严重感染性疾病。急性梗阻性化脓性胆管炎在东南亚、中国、日本的发病率高于欧美国家,发病的高峰年龄为 40～49 岁,而发生的人群为农村及相对低收入群体。

根据该病的病因及临床症状,可归属于中医学"腹痛"、"积聚"、"黄疸"、"呕吐"等范畴。中医学认为,本病多为过食肥甘厚味,或饮食不洁所致,致使肝失疏泄、湿热蕴结、瘀血不化。中医辨证施治,一般分为肝胆湿热、热毒内蕴、肝脾不调、血瘀阻络。急性梗阻性化脓性胆管炎总的治疗原则:清热利湿,凉血解毒,泻下通腑。

➕【养生指导】

急性化脓性胆管炎的养生指导原则:减少各种诱发因素,发病后以抗感染、减少肝脏负担为基本原则。病后注意饮食及起居习惯,防止复发。

一、发病前预防

1. 预防胆管结石

如果患有胆管结石者,应注意预防本病的发生,特别是合并有胆道感染及炎症时,更需及早诊治,千万不可拖延,防止进展为化脓性胆管炎。中药中具有疏肝利胆作用的如玫瑰花、佛手等,可以作为茶饮,能有效辅助肝内胆管结石的排出。

2. 预防胆道蛔虫

平时应注意饮食饮水卫生,生吃瓜果要洗净,最好用蔬果洗洁精浸泡,以防食入蛔虫及农药,同样生水中也可能含有蛔虫,要养成喝开水的习惯,因为胆道蛔虫是导致胆管结石的常见原因。

二、发病后养护

1. 禁食

急性发病期患者需解除梗阻原因,积极抗感染,加强支持治疗,同时予以禁食以减轻肝胆负担。

2. 合理饮食

随着症情的改善,急性化脓性胆管炎患者可适当摄入高维生素、高纤维素、低脂肪的食物。多吃新鲜蔬菜、水果等以达到增加营养、保护肝细胞的目的,适当补充水分,纠正水、电解质及酸碱平衡,忌食油腻煎炸。

3. 起居调养

急性化脓性胆管炎患者病后不宜长期静坐,应多走动、适量运动,保持大便通畅。肥胖者建议减肥,要养性,调畅情志,有助于胆汁的分泌和胆道括约肌的舒缩,防止病情复发。

4. 药饮调养

患者除遵循优质蛋白、高维生素、低脂肪的原则,避免暴饮暴食外,可饮用能促进胆汁分泌和松弛胆道括约肌、有利胆作用的中药。

1) 山楂茶　山楂 15 克,泡茶饮。

2) 乌梅茶　乌梅 3～5 枚,泡茶饮。

3) 玉米须茶　玉米须 30 克,煎汤代茶饮。

第三节　原发性硬化性胆管炎

✚【疾病概况】

原发性硬化性胆管炎(pfimary sclerosing cholan gitis, PSC)又称慢性硬化狭窄性胆管炎或 Delbet 病等,是一种病因不明、以慢性胆管纤维化梗阻性炎症为特征的原发性肝内、外胆管疾病。大部分患者最终将演变为终末期肝病,10%～30%的患者还可并发胆管癌。本病多见于青年男性,男女性之比为 2∶1,大多数患者伴随有炎症性肠病。其发病可能与免疫失调、基因易感和胆管上皮细胞功能紊乱有关。内镜下逆行胆管造影技术及磁共振胰胆管造影术是诊断 PSC 的金标准。

本病起病缓慢,临床上主要表现为进行性加重的梗阻性黄疸,伴有皮肤瘙痒、炎症性肠病表现,如间歇性上腹钝痛、发冷发热、腹泻、脓血便等,以及肝脾大,严重者后期发生肝硬化及门静脉高压。反复发作细菌性胆管炎及色素性胆结石也是常见的并发症。由于小肠内结合肌红素减少,还可发生脂肪泻和脂溶性维生素吸收不良。疾病晚期,还可发生严重骨质疏松症。本病相当于中医学"黄疸"的范畴。

《金匮要略·黄疸》病脉证治并治篇指出:"黄家所得,从湿得之"。湿邪蕴阻中焦,脾胃失健,肝气郁滞,疏泄不利,致胆汁疏泄失常,胆液不循常道,外溢肌肤,下注膀胱,而发为目黄、肤黄、小便黄之病症。故本病临床见黄疸、皮肤瘙痒、渐进性加重的乏力,伴食欲减退、恶心,少数患者可畏寒和发热。本病中医诊治可分为 3 期:早期当以清热利湿为主,中期以活血化瘀、健脾扶正为主,后期以健脾补肾、活血利水为主。不论哪一期都应注意突出利胆退黄这个总的治疗原则。

✚【养生指导】

原发性硬化性胆管炎的养生指导原则:避免细菌毒素感染,增强机体抵抗力。发病后当以清热利湿为基本治法,减缓症状,缩短病程,防止并发症以及慢性化。

一、发病前预防

1. 避免细菌毒素感染

因本病常合并溃疡性结肠炎,结肠黏膜的防御功能被破坏,加之肠道菌群失调,肠壁通透性增强,门静脉系统容易受到肠道细菌感染,引起门静脉菌血症。细菌还可循胆道逆行,胆道系统受到慢性细菌的刺激,如果因某种遗传加之免疫异常就会诱发胆管纤维增生而发病。应尽量避免肠道内细菌的感染,不食不洁食物,少食生冷、辛辣饮食,避免暴饮暴食及饮酒刺激,以免加重肠病。

2. 提高自身免疫力

体内存在旺盛的正气,邪气就不容易侵犯。故提高自身免疫力,可预防病毒侵袭。保证足够的睡眠,但也不是越多越好,重要的是要有高质量的睡眠。老年人可能气虚的多,所以多数老年人提高免疫力,需要补气。养生要养神,养神要养心。研究证实,原发性硬化性胆管炎的发生与吸烟也有一定的关系,同时嗜酒、醉酒、酗酒会削减人体免疫功能,故少烟少酒有益健康。

发病后养护

1. 饮食调养

患者应适当补充脂溶性维生素(A、D、E、K)和其他元素(如钙),以补偿营养不足。蛋白质的补充应按蛋白质的缺乏程度及病情决定,有严重消化不良、吸收功能差者,除食物补充外还可以选用氨基酸、蛋白和血浆静脉补充。可选择食用有鳞的鱼、瘦肉、蛋类、乳类、豆制品。当肝功能明显受损时,则要控制脂肪的摄入,减轻肝脏负担,加强补充适量的蛋白质和糖类,在保证营养的同时,也要预防脂肪肝的发生。

2. 情志调养

肝脏与精神情志的关系非常密切。情绪不佳、精神抑郁、暴怒激动均可影响肝脏的功能,加速病变的发展。树立坚强意志,心情开朗,振作精神,消除思想负担,有益于原发性硬化性胆管炎的预防。

3. 劳逸结合

病后机体免疫功能紊乱,往往容易疲劳,故在急性期或慢性活动期应适当卧床休息,有利于整体功能的恢复。稳定期,根据患者体力情况,适当参加体育锻炼。但是过劳、过逸都能影响肝脏正常的功能,就是运动也要合理,过量运动时,大量出汗,体内水分丢失和电解质紊乱,消耗过多能量,肝脏血流相对不足,影响肝脏细胞的营养滋润,造成肝脏组织损伤和人体抵抗力下降。对于肝脏有受损的人来说,只有适量的运动,才不会加重肝脏的负担。

4. 药膳调治

本病临床证候见黄疸者,药膳调治如下。

1) 茵陈茶　茵陈 12～15 克,泡茶,可清热利湿退黄。研究表明,茵陈能够保护肝细胞膜,防止肝细胞坏死,促进肝细胞再生及改善肝脏微循环,抑制葡萄糖醛酸酶活性,增强肝脏解毒功能。

2) 田基黄饮　鲜田基黄 30 克煎汤代水。有清热解毒、疏肝利胆退黄的作用。

 # 第四节　肝胆蛔虫病

【疾病概况】

蛔虫病是由于食入含有蛔虫卵的生冷蔬菜、瓜果或其他不洁食物引起。蛔虫感染较为普遍,常见于农村,儿童感染较成年人更为多见。各地主要的感染季节不尽相同,全年均可感染。一般认为,我国大部分地区以春、夏季为主。蛔虫喜温,恶寒怕热,性动好窜,善于钻孔,易在腹中乱窜而引起多种疾病。蛔虫从小肠逆行进入胆道,引起胆管和奥狄括约肌痉挛,以患者突然发作的上腹部疼痛为主要临床特点。

中医学认为,本病系饮食不洁,致肝胆气机失常,蛔虫窜入胆道,阻滞气机,不通则痛而发病。属于中医学"蛔厥"的范畴。轻者无任何症状;重者经常腹痛,食欲不振。蛔虫感染小儿后,生长发育可受到影响,临床出现面黄肌瘦、营养不良、发育迟缓等。

【养生指导】

肝胆蛔虫病的养生指导原则:注意日常卫生,发病后以驱虫止痛为基本治法,减缓症状,消除病因。

一、发病前预防

1) 注意饮食卫生。不喝生水,不食未经洗净的瓜果,凉拌菜在制作前要充分冲洗,以免虫卵污染。

2) 勤剪指甲,养成饭前便后洗手的良好习惯。

3) 注意休息,加强营养。贫血较重者,平时应给予富含营养的饮食、维生素和铁剂。

二、发病后养护

1. 用药贴士

肝胆蛔虫病发作时可在睡前或空腹时服用驱虫药物,提高驱虫效果。但是不宜单独使用松弛胆道括约肌的药物,如山莨菪碱(654 - 2)、木香、香附、枳壳等,以免蛔虫窜入胆道。

2. 饮食忌宜

不宜在服驱虫药时吃油腻食物,以免增加对药物吸收而引起中毒。不宜吃辛辣燥热的食物,以及诃子、五倍子、金樱子、芡实等收涩药物,以免引起便秘,不利于虫体的排出。

服驱虫药后宜多吃粗纤维及通便食物,如粗粮、含麸食品、芹菜、韭菜、小白菜、白萝卜、土豆、香蕉、苹果等,促进蛔虫排出体外。蛔虫排出体外后,可适当食用些健脾养胃的食物,以防损伤人体正气。

3. 食物自疗

1) 生丝瓜籽(黑色有效,白色无效)。剥壳取仁,空腹时放嘴中嚼烂,用温开水吞服,儿童每次服 30 粒,成年人每次服 40 粒,每日 1 次。

2) 榧子 15 克,去壳研末,空服温开水送服,连服 3 日。

3) 醋 50 毫升,一次性饮完。

4) 瘦猪肉糜 90 克,使君子 9 克。使君子去壳捣成泥,与肉糜搅匀,隔水蒸熟食之,一次吃完。

5）大葱 30 克,菜油 15 克。大葱洗净切段,热油爆炒,每日清晨空腹一次吃完,连用 7 日,食后 2 小时再进早餐。

6）洋葱头 50 克,菜油 30 克,洋葱洗净切碎,热油爆炒,每日清晨空腹一次吃完,连用 7 日,食后 2 小时再进早餐。

7）海带 100 克,洗净切丝,加佐料食之。

8）以生大蒜绞汁饮用数日,至虫体排除。

4. 外治自疗法

1）花椒 15 克、贯众 30 克、苦楝根白皮 30 克,加水熬成膏状后敷脐部,外用纱布固定,每日 1 次。

2）梧桐树皮 60 克、吴茱萸树皮 15 克,共同捣烂后敷脐部,每日 1 次,每次≤2 小时,以免引起惊厥。

3）白杨树皮、石蒜各 30 克,共同捣成泥后敷脐部,每日 1 次,每次≤2 小时。

5. 艾灸疗法

取穴:神阙、百虫窝。

方法:①艾条悬灸每穴每次灸治 10～15 分钟,每日灸治 1 次,10 次为 1 个疗程;②艾炷无瘢痕灸每穴每次灸 5～7 壮,每日灸治 1 次,7 次为 1 个疗程。

6. 足底反射区按摩疗法

选取肾、输尿管、膀胱、脾、胃肠、肝、胆囊、淋巴结、甲状旁腺、肾上腺反射区分别按摩 3 分钟,每日 2 次。

沪上中医名家养生保健指南丛书

图书在版编目(CIP)数据

常见肝胆疾病的中医预防和护养/王育群主编. —上海:复旦大学出版社,2013.10
(复旦·养生. 沪上中医名家养生保健指南丛书)
ISBN 978-7-309-09816-7

Ⅰ. 常… Ⅱ. 王… Ⅲ. ①肝疾病-中医治疗法②胆道疾病-中医治疗法 Ⅳ. R259.75

中国版本图书馆 CIP 数据核字(2013)第 137573 号

常见肝胆疾病的中医预防和护养
王育群 主编
责任编辑/贺 琦

复旦大学出版社有限公司出版发行
上海市国权路 579 号 邮编:200433
网址:fupnet@fudanpress.com http://www.fudanpress.com
门市零售:86-21-65642857 团体订购:86-21-65118853
外埠邮购:86-21-65109143
常熟市华顺印刷有限公司

开本 890×1240 1/32 印张 5.375 字数 128 千
2013 年 10 月第 1 版第 1 次印刷

ISBN 978-7-309-09816-7/R·1315
定价:15.00 元